林 愛理

6つの脳波を自在に操るNFBメソッド

たった1年で世界イチになるメンタル・トレーニング

講談社+α新書

はじめに――人生の「ゾーン」に入る簡単な方法

二〇一八年冬、スキージャンプ界に彗星《すいせい》のごとく現れたのが小林《こばやし》陵侑《りょうゆう》選手（土屋《つちや》ホーム所属）です。二〇一八～一九年のシーズンのワールドカップで一三勝を挙げると、なんと同シーズンのワールドカップ総合王者に輝きました。

それ以前の小林選手のシーズン最高位は、デビューした二〇一五～一六年が七位、翌二〇一六～一七年が三三位、そして二〇一七～一八年が六位、それが四年目となる二〇一八～一九年のシーズンに一気に飛躍し、一位となったのです。

ちなみにワンシーズン一三勝は、二〇一五～一六年シーズンに一五勝したスロベニアのペテル・プレヴツ選手に次ぐ歴代二位の成績です。小林選手の成績がいかに凄《すご》いか分かると思います。

では、なぜ小林選手は、四年目のシーズンに、いきなり総合王者になれたのでしょうか。もちろん、アスリートとして類いまれなる才能に恵まれたことや、厳しいトレーニングを続けたことも大きな理由です。ただ小林選手は、四年目のシーズン前に、あることを始めました。それがニューロフィードバック（NFB）です。

NFBとは脳波計で脳波を計測し、自分の脳の癖や問題点を把握したうえで、状況に応じて理想の脳波を出せるようにしていくトレーニングです。ちなみに脳波の癖とは、各シチュエーションに応じて出る脳波の傾向のこと。焦《あせ》ったときや嬉しいときなど各シチュエーションにおける脳波の出方には、人によって、それぞれ癖や特徴があるのです。

脳波については序章で詳しく述べますが、いま自分が置かれている状況によって、必ず出すべき脳波があります。たとえば集中して仕事をしなくてはならないときに、瞑想《めいそう》中や頭がボーッとしているときに発生するシータ波が強く出ていては、仕事が捗《はかど》るわけがありません。だからこそNFBを通じて脳波を知り、ここぞというときにベストな脳波を出せるようにトレーニングすべきなのです。

実際、小林選手もNFBの効果を実感してくれています。NFBを始めて、脳を通じて自分と向き合った結果、「リラックスして競技に挑めるようになった」と語っているのです。

スポーツに関連するテレビ番組や新聞・雑誌の記事などで「ゾーンに入る」というフレーズを聞いたことがあるのではないでしょうか。ゾーンとは、端的にいえば「超集中状態」のことです。

スポーツ選手が、絶対に負けられない一戦で極度の緊張状態に陥ってしまい、ベストなパフォーマンスを発揮できなかった……などといった話はよく聞きます。しかし、このゾーンに入ると、人は緊張に押し潰されることなく、自分の実力をすべて出し切れる可能性が高まります。そして、ゾーンに入る助けとなるのがＮＦＢなのです。

小林選手も、以前は試合になると緊張してしまい、実力を発揮できないことがありました。しかしＮＦＢを通じ、緊張をどう克服すれば良いのか、そして試合前や試合中、さらには日常生活で、競技に対しいかに向き合うべきなのかを学んでいきました。結果、ＮＦＢを通じて精神的なゆとりも生まれ、世界的な選手に成長したのです。

現在、ＮＦＢはイタリアのプロサッカーリーグ、セリエＡのＡＣミランや、アメリカやイギリスのオリンピックチームなどで導入されています。

このＮＦＢは、もともとはアメリカ航空宇宙局（ＮＡＳＡ）で開発された脳力トレーニング（脳トレ）です。現在も宇宙飛行士を訓練するトレーニングセンターや、アメリカの海軍・陸軍でも導入されています。そしてアメリカでは保険が適用されているほど、広く認知されているトレーニング方法なのです。

もちろん、ＮＦＢはアスリートや宇宙飛行士、あるいは軍人など、特別な人だけに効果があるものではありません。たとえばグーグル社では、社員のためにＮＦＢを採用しています。

グーグルは、カリフォルニア州マウンテンビューにある本社に、数百万ドルの予算をかけて「マインドフルネス・センター」という施設を設置しました。施設内には、ＮＦＢの機材を備えたいくつもの瞑想室があり、エンジニアたちが脳を鍛えています。

これについては、二〇一八年九月一二日の「東洋経済オンライン」の記事「グーグルは、社員を『恍惚《こうこつ》状態』にさせている：最高の状態で仕事するにはクレイジーになれ」で詳しく紹介されています。

この記事では、『ＺＯＮＥ　シリコンバレー流 科学的に自分を変える方法』（スティーヴン・コトラー／ジェイミー・ウィール著　野津智子訳　大和書房　二〇一八年）での記述を引用を交えて紹介しています。たとえば、グーグルは社員に対し、毎年ネバダ州ブラックロック砂漠で開催されるイベント「バーニングマン」への参加を呼びかけているそうです。バーニングマンは、アメリカで非常に大きな注目を浴びているイベントで、実業家のイーロン・マスク氏も「バーニングマンに行ったことがないなら、シリコンバレーの住人とはいえない」と語っています。また、グーグルの創業者であるラリー・ペイジ氏とセルゲイ・ブリン氏も、このイベントに毎年欠かさず参加しています。

記事では、「バーニングマン」のイベントの内容を、以下のように説明しています。

〈参加者は、食料と水とテントなど、生き抜くために必要なすべてのものを自己責任で持参し、ギブ（GIVE）の精神で助け合いながら砂漠で一週間を過ごす。この間、砂漠では、度肝《どぎも》を抜かれるような映像、方向感覚を狂わせる音響、感覚を全開にさせる、めくるめく興奮のインスタレーションなど、意図的につくられた「カオス状態」になる。

これを、気温の変化の激しい過酷な砂漠で、夜も昼もなくぶっ通しで一週間体験することによって、参加者は日頃の価値判断の基準から引き離されて、普段の意識状態を超えた自分、いわゆる「ゾーン」を体感できるとされている。

ちなみに、イベントの締めくくりとして、会場の中心で「象徴」として掲げられていた巨大な人形を燃やすことで一週間限定の街は終了し、元の何もない砂漠に戻る。これが、

イベントの名前、バーニングマンの由来だ〉

ペイジ氏とブリン氏は、このイベントでゾーンに入る体験をし、そしてその効果を実感したからこそ、本社にＮＦＢを体験できる施設を設置したのでしょう。記事にも〈従業員に、クレイジーなほどハイになって仕事に没頭し続けてもらう。そのためにできるかぎりのことをして、グーグルは、砂漠で見つけたあの「職業的エクスタシー」を、会社で仕事をしているときも常に保てるよう努めているのである〉と書かれています。

ただ、グーグルのマインドフルネス・トレーニング・プログラムのリーダーの一人、アダム・レオナード氏は以下のように語っています。

〈まだ（ニューロフィードバック装置を使った）瞑想をしたことがない人に始めてもらうことが、なかなか難しい。すでに積極的に瞑想している人はそのメリットを理解している。だが、本当に始めてもらいたいのは、あまりの忙しさとストレスのために、ペースダウンして瞑想しようと思えない人、瞑想するのが誰より難しい人たちなのだ〉

私もこの意見に同意します。毎日忙しくて疲れ果てている、仕事のパフォーマンスが落ちている……そんなビジネスマンにこそ、ＮＦＢを体験してもらいたい。そして同時に、いかに脳が大切かを学び、脳を鍛えて、活性化させてもらいたいのです。

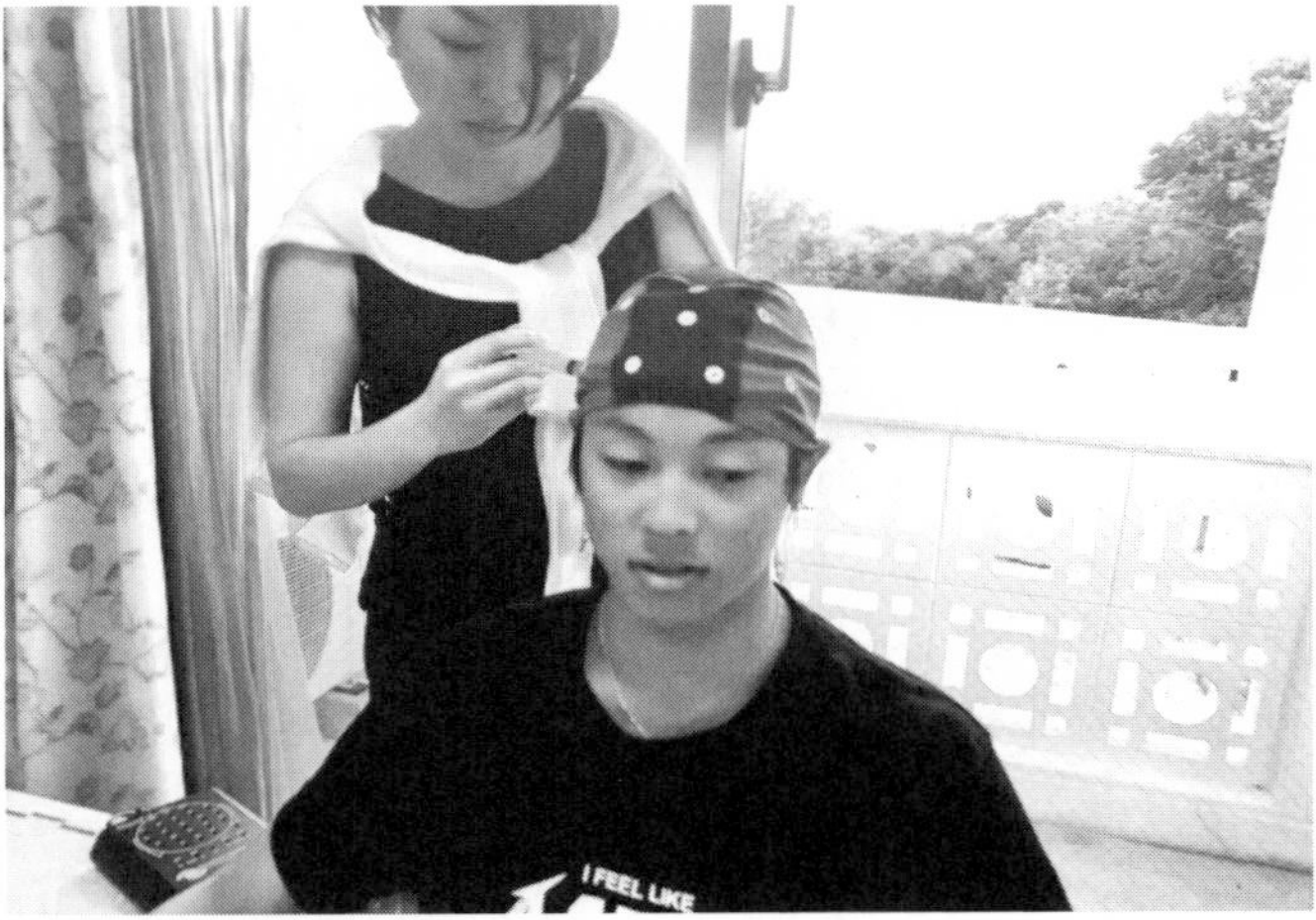

小林陵侑選手の脳波を計測する著者

いま本書を手に取っているあなたも、普段仕事をしていて、以下のようなことに悩まされた経験がないでしょうか？

・やる気が出ない
・集中力が続かない
・通勤電車で眠くて仕方がない
・上司に少し怒られただけでも落ち込む
・プレゼンや商談のときに異常に緊張する
・仕事で結果が出せない
・人間関係がうまくいかない
・夜なかなか眠れない

誰もが一つや二つ、当てはまるものがある

はずです。そんな人に知ってもらいたいのがＮＦＢの力なのです。

私はＮＦＢの本場アメリカで数年間にわたってそのノウハウを学び、現在はトレーニングやカウンセリングを行う「ＮＦＢスタジオ横浜」の代表を務めています。この施設は開設して二〇二〇年で五年になります。

この五年で、ＮＦＢは、日本でも会社経営者やビジネスマンのあいだで少しずつ認知されるようになりました。実際にＮＦＢを始める人が増えたと実感しています。

私は脳波の正常化、脳の機能の向上を目的に、あらゆる世代、様々な職業に就く人々の脳波を計測し、トレーニングのサポートを続けてきました。その数は二〇〇〇人を優に超えます。そんな私だからこそ断言できることがあります。それはＮＦＢを通じて自分の脳を知り、脳を鍛えていくことで、どんな人でも自分の能力を存分に発揮できるようになるという事実です。

ＮＦＢを始めるのは、何歳からでも遅くはありません。向上するスピードに個人差はあるものの、誰もが必ず脳の機能を上げることができるのです。

とはいえ、誰もがＮＦＢスタジオ横浜で脳波を計測してトレーニングを行うことができるとは限りません。そこで通勤電車のなかでできるトレーニングから、脳の機能を向上させる食事方法など、自身で実践できる簡単なNFBメソッドを本書で紹介します。そう、自分の生活を見直すだけで、脳の機能や仕事のパフォーマンス向上が期待できるのです。「私の能力はこんなものではない」「もっとできるはずなのに」……などと悩んでいる人にこそ読んでもらいたい。そして、すぐに明日から皆さんの生活に役立ててもらえたら、これに勝る喜びはありません。

なお、本書の制作に関しては臨床心理士の浜元《はまもと》美季《みき》さんのご協力をあおぎました。ご厚情に心より謝意を表したいと思います。また、次のページに参考文献も列挙いたします。

●参考文献

「brainworks」（HISTORY AND DEVELOPMENT）
(https://brainworksneurotherapy.com/history-and-development)
「統合失調症認知機能簡易評価尺度日本語版（ＢＡＣＳ－Ｊ）」（精神医学50巻9号）
『50歳を超えても脳が若返る生き方』（加藤俊徳著・講談社）
「ゆほびか」二〇一七年七月号（マキノ出版）
『アサーション入門　自分も相手も大切にする自己表現法』（平木典子著・講談社）

目次◉6つの脳波を自在に操るNFBメソッド

第二章　認知機能アップで仕事も私生活も充実

第三章　認知機能を鍛えるトレーニング

第四章　究極のコミュニケーション術

第五章　脳の運命を決める生活習慣

序章　パフォーマンスを左右する六つの脳波

人を操る六つの脳波の正体

日ごろから脳の存在を意識している人は、あまりいません。日々仕事をこなすことで精一杯であるにもかかわらず、脳はそれほど使っていないという人も少なくありません。しかしそれでは、脳の機能は、どんどん劣化してしまいます。

私が代表を務めるNFBスタジオ横浜に来られるクライアント（註・治療ではないので、「患者」ではなく「クライアント」と呼んでいます）は、年齢も職業も様々ですが、三〇～四〇代のビジネスマンが最も多く、全体の八割を占めます。そしてその大半は、普段は脳をあまり使っておらず、仕事でもプライベートでも自分の能力を十分に引き出せていない人です。

そんな人たちのパフォーマンスを向上させるために、脳波を計測します。そして自分の脳の癖や特徴を知ってもらい、脳を活性化させていく、それが「NFBトレーニング」です。このトレーニングについて述べる前に、まず序章では、脳波のことについて説明していきます。

脳波によって、脳のおおよその状態が分かります。まずは脳波の種類と特徴を知ってお

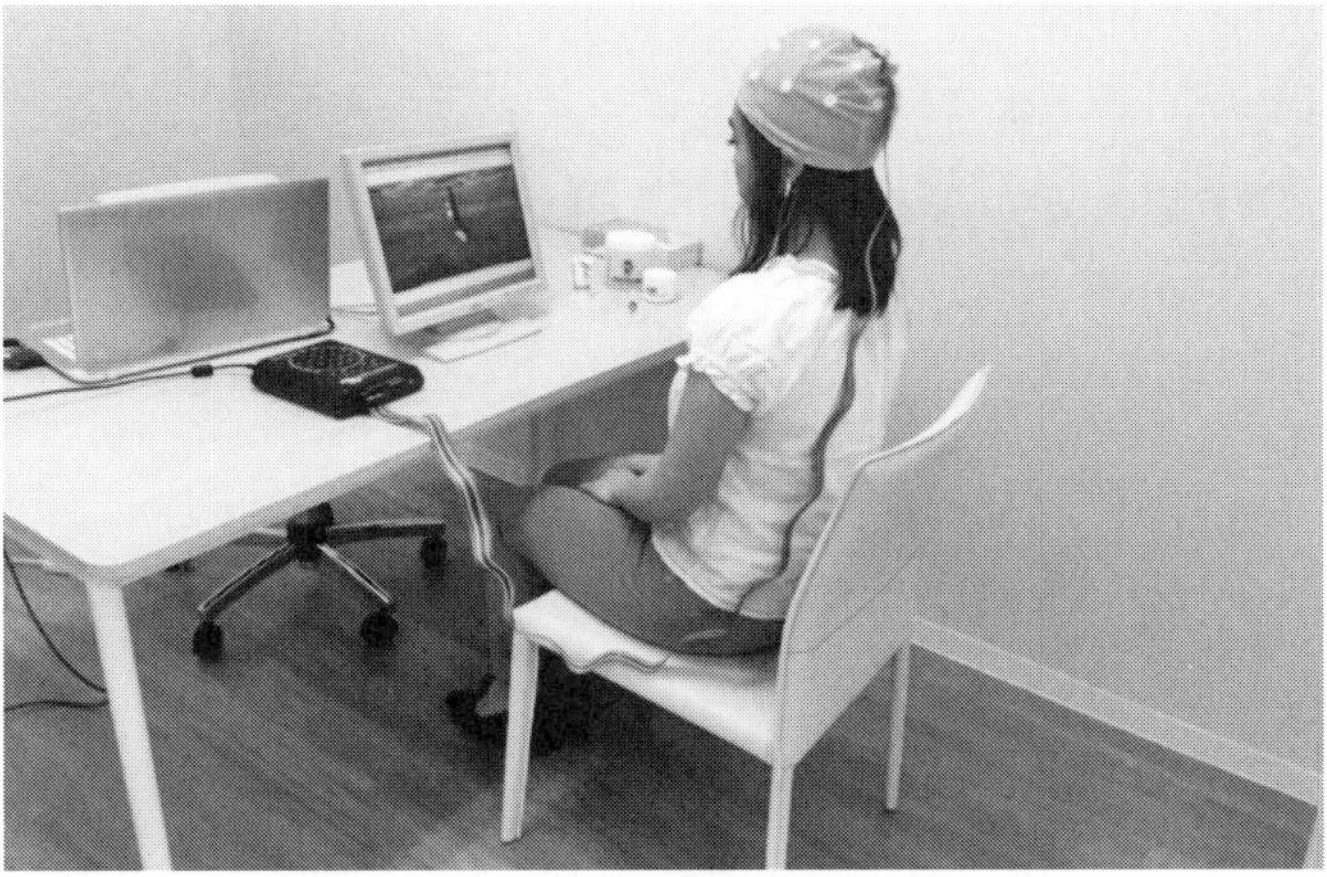

NFBは脳波計を装着して行う。脳波の数値はリアルタイムでパソコンに送られる

いてください。

脳波とは、ずばりいえば、脳の神経細胞から発する微弱な電流のことです。血液が無意識に身体を循環するように、脳も無意識に振動を起こし、電流を放出しています。そして、この脳波が〇《ゼロ》ヘルツになると、脳死状態になります。つまり生きている限り、脳は電流を発し続けているのです。頭皮に装着した電極（脳波計）でこの電流を計測すれば、大脳の活動状況を把握することもできます。

脳波は一秒間に振動する回数、つまり周波数によって分類されています。皆さんも、アルファ波とベータ波は聞いたことがあるのではないかと思います。ただ、脳波はこの二つだけではありません。研究者によって分け方は違いますが、私は脳波を以下の六つに分類しています。

①デルタ波：周波数一・〇～三・〇ヘルツ未満
②シータ波：三・〇～八・〇ヘルツ未満
③アルファ波：八・〇～一三・〇ヘルツ未満
④ローベータ波：一三・〇～一五・〇ヘルツ未満
⑤ベータ波：一五・〇～二五・〇ヘルツ未満
⑥ハイベータ波：二五・〇ヘルツ以上

では、それぞれの脳波の特徴と、その脳波がどのような状況で出ていたら理想的なのかについて解説します。

まずは①のデルタ波。この脳波は深く眠っているとき（ノンレム睡眠時）に強く出ます。ただ、ひどい睡眠不足が続き、いまこの瞬間にも倒れそうな状態なら、起きていても脳の一部分からデルタ波が出ることはあり得ます。しかし通常、覚醒しているときに強く出ることはありませんし、もし出ていたとしたら問題です。

次に②のシータ波です。これは浅く眠っているとき（レム睡眠時）、ウトウトしているとき、ボーッとしているとき、あるいは瞑想しているときに出る脳波。昼食後に仕事をしていると眠くて仕方がない、などといったときには、このシータ波が強く出ています。デルタ波と同様に、基本的には覚醒して活動中に出るべき脳波ではありません。

③のアルファ波は、ご存知の人も多いでしょう。リラックスしているときに発生する脳波です。寛《くつろ》いでいる、美味《おい》しい物を食べている、入浴している、ウォーキングをしている、そんなときに強く出ます。就寝前や休憩中に出ていたら理想的な脳波といえるでしょう。

さらにベータ波ですが、私はこれを細かく三つに分けています。

④のローベータ波は適度に緊張、適度に集中しているときに発生します。ここぞというときに出ていたら理想的な脳波です。

そして、ローベータ波よりも強く集中していたり、怒っていたりするときに出るのが⑤のベータ波。集中し、一気に仕事を片付けるときなどに出ていたら良いかもしれません。ただ、緊張・興奮状態なので、すぐに疲れてしまいます。

最後に⑥のハイベータ波。ベータ波よりもさらに強く、緊張しすぎている、あるいは興奮しすぎている状態で現れる脳波です。そんな状態では何も手に付かないことでしょう。一刻も早く落ち着く必要があります。

なお、三つのベータ波についての詳細は後述します。

このように、脳は一つの脳波だけを出しているわけではなく、状況によって、強く発生する脳波が変わります。

たとえば大自然のなかで美しい景色を眺めていたとします。非常にリラックスした状態にあるので、脳からはアルファ波が強く出ていることでしょう。しかし次の瞬間、後ろから喧嘩腰《けんかごし》に「おい！」と怒鳴《どな》られた。すると驚いたあなたの脳からは、一気にベータ波が発生します。

つまり、人は運動すると心拍数が上がるように、状況に応じて生じる脳波も変わるわけです。ただし極度のストレス状態や睡眠不足、あるいは鬱病《うつびょう》などを患っていると、脳が正常に働かず、生じるべきではない脳波が発生することもあります。

ちなみに一つの脳波ばかり強く出ていれば良いというわけではありません。脳波のバランスが取れていないと、生活のなかで、様々な支障を来《きた》す原因となります。たとえばアルファ波ばかり発生していたら、常にリラックスしているイメージですが、集中して仕事をしなければならないときでもアルファ波が出ていると、周りからは「ちんたらしている」「ボーッとしている」と評価されてしまうことになります。

また、脳波は手相と同じです。そのため、人によって脳波の出方もまったく違います。細かく波打つ人もいれば、大きく波打つ人もいる。ここで重要なのは、いまこの瞬間に発生すべき脳波が出ているかどうか――ただ、この一点に尽きます。そしてＮＦＢトレーニングを通じて正しい脳波を発生させることができるようになれば、仕事のパフォーマンスは確実に向上するのです。

自分でも分かる脳波の状況

さて、脳波の種類と特徴が分かったところで、自分の脳にはどんな癖があるのか、それを知りたくなったのではないでしょうか？　そこで皆さんの脳の特徴を探っていきたいと思います。普段の行動から、どんな脳波が強く出る傾向があるのか、ある程度は把握・推測することができるのです。

なお、詳細は後述しますが、デルタ波は乳児、認知症、統合失調症、脳障害、学習障害、深刻なＡＤＨＤ（注意欠如・多動性障害）の人を除けば、活動中に出るべき脳波ではありません。つまり、本書を手に取り読んでいる時点で、その人はデルタ波が強く出ている可能性はゼロといえるでしょう。そのため本項では除外します。

では、まずはシータ波です。以下の五つの項目を確認してください。

①ボーッとすることが多く、集中すべきときにできない
②朝、目覚めが悪い
③アイデアがたくさん湧くが実行するのが難しい
④デスク上や自分の部屋が散らかっている
⑤ケアレスミスが多い

以上の五項目のうち、該当する項目が多ければ多いほど、シータ波が発生しがちな傾向があります。すべてに該当する人は、極めて強く出ているといえるでしょう。二〜四項目該当している人も同様の可能性があります。

ただ、たまたま寝不足だったり、疲れが溜まっていたりして、一時的にシータ波が強く出ている場合もあります。しかし、慢性的に上記の五項目の状態が続いているようであっ

たら、脳は正常な状態とはいえません。

次にアルファ波です。以下の五項目をご覧ください。

①趣味に充てる時間を十分に確保している
②友人などから能天気だといわれることがある
③穏やかな性格だ
④あまりストレスは感じない
⑤ときどき、やる気が出ないように感じる

いかがでしょうか？　やはり五項目のうち、該当する項目が多いほどアルファ波が強く発生しています。

就寝前や休日に自宅でアルファ波が出ているのは望ましい状況です。しかし、仕事中にアルファ波が強く出ていては、職場で高い評価は得られないでしょう。

では、ここぞというときに発生させたいローベータ波はいかがでしょうか？　以下の五項目です。

①良い緊張感を持っている
②仕事にやりがいと楽しさを感じている
③トラブルがあっても、自分のやるべきことに集中できる
④常に自分を客観視することができている
⑤どんな状況下でも、いまを楽しむことができる

五つとも該当する人はあまりいないはず。四〜五項目該当した人は、きっと本番に強いタイプなのではないでしょうか。自然とゾーンに入るコツをつかんでいる可能性がありま す。

次にベータ波を見てみましょう。以下の五項目です。

①こだわりが強い
②衝動的な行動をすることがある
③集中すると、時間を忘れるほど没頭する

④疲れが取れにくい
⑤ストレスを感じやすい

ビジネスマンともなると、常に仕事に追われているため、疲労していたり、大きなストレスを抱えていたりするものです。とはいえ、四～五項目当てはまるのなら、ベータ波が強く出すぎている可能性があります。

最後にハイベータ波です。

①寝つきが悪い
②ついつい深酒をしてしまうことがある
③イライラしやすい
④暑がり、あるいは汗っかきである
⑤不安感や緊張感が強い

ハイベータ波も仕事ばかりのビジネスマンの脳から強く発生しがちですが、慢性的に続いていたら危険。すべてに当てはまる人は、はっきりいって、脳も身体も疲れ切っています。

以上の五つの脳波のうち、最も多く該当したのは何だったたでしょうか？　自分の脳波の特徴を知るのは、パフォーマンス向上の第一歩です。

アルファ波を出してリラックス

では、ここから、それぞれの脳波の特徴を解説していきます。

活動中に出るべき脳波は、基本的にはアルファ波とベータ波です。この二つの脳波は、ある程度は意識的に出せる脳波です。まずはアルファ波について説明しましょう。

ビジネスマンなら仕事に追われて焦《あせ》っていたり、あるいは上司に怒られたりすると、ベータ波が、人によってはハイベータ波が発生します。

そんなときは落ち着くことが大切。とはいえ、職場は自宅のようにリラックスできる空間ではないでしょう。だからそんなときは、そっと目を閉じてください。それだけでアルファ波が強く発生するからです。同時に深呼吸をすれば効果は倍増。焦っているときやイライラしているときは、とりあえず目を閉じる。これを習慣にしてもらいたいと思います。

三二ページの画像を見てください。脳波が強く発生している部位は、色が明るくなっています。

頭頂葉《とうちょうよう》から前頭葉《ぜんとうよう》、そして右の側頭部にかけて、アルファ波がやや強く出ているのが分かるでしょう。その一方で、デルタ波やシータ波は弱く、ベータ波も同じく微弱……つまり、画像は非常にリラックスした状態です。

仕事が忙しく、残業が続いているときは、帰宅してもまだ一種の興奮状態にあるかもしれません。要は仕事脳になったまま。しかし、翌日のためにリラックスして、質の良い睡眠を取らなくてはなりません。睡眠については第五章で詳しく述べますが、寝る前にやるべきことと、避けるべきことがあります。

一般に、クラシック音楽を聴くとアルファ波が生じ、ロックなど激しい音楽を聴くとベータ波が生じるといいます。ただ、こればかりは人によって違います。

たとえば日ごろからロックを聴いている人は、家で慣れ親しんだ曲を聴けば、よほど大音量でない限りアルファ波が出て、リラックスすることができます。要は心地よく、幸福感を感じることが大切なのです。逆に音楽を聴く習慣がない人の場合、たとえ落ち着いた

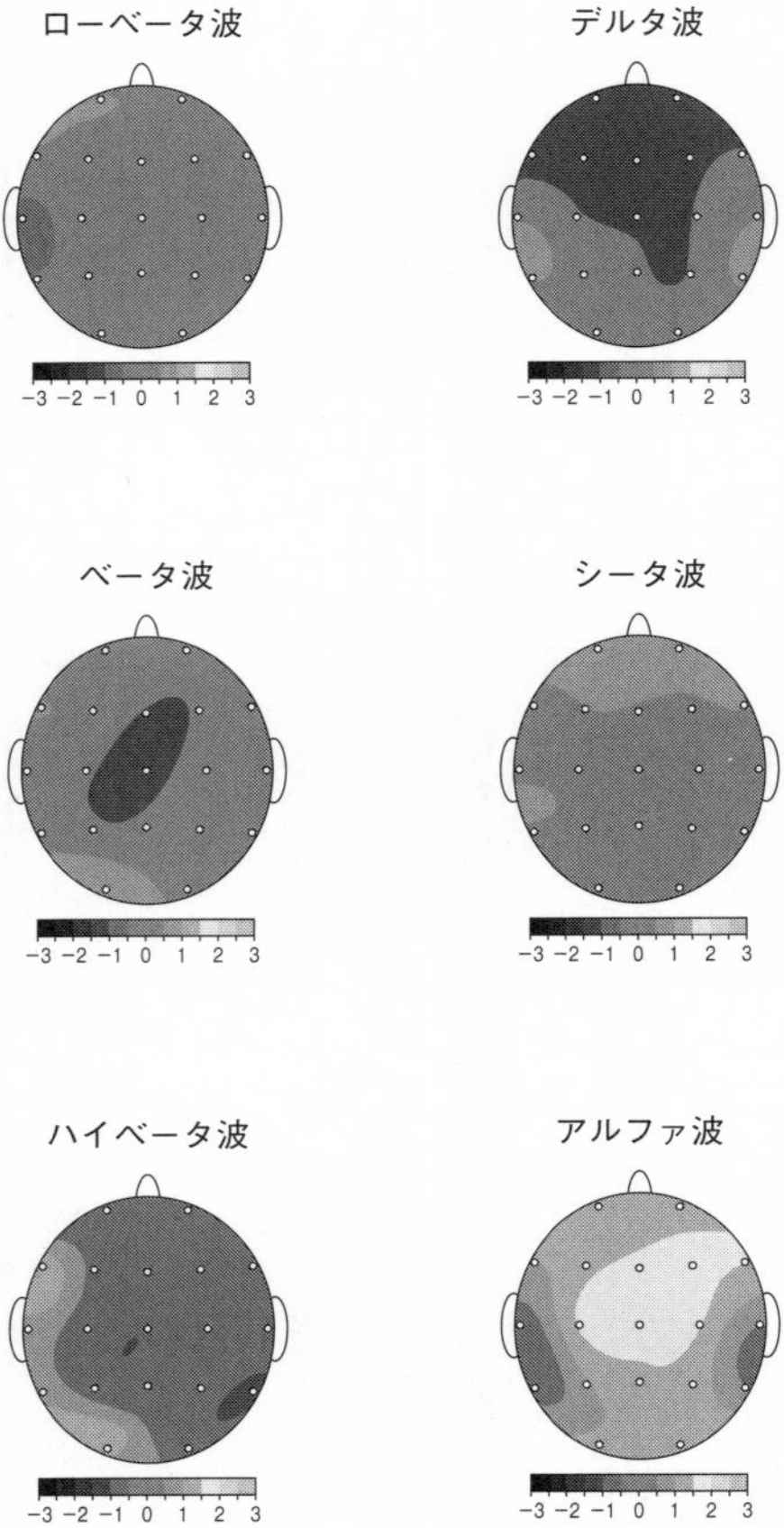

アルファ波が強く出て落ち着いた状態。緊張状態で生じるベータ波が非常に微弱なのは、リラックスしている証拠

クラシック音楽であっても、ベータ波が出て興奮状態になることもあります。このように、音によって脳波が影響を受けることは事実です。

映像もまた、視覚から脳波に影響を与えます。

たとえば映画の場合、ドキドキするホラー映画やアクション映画を観たときと、大自然を映したドキュメンタリー映画を観たときでは、発生する脳波は違ってくるでしょう。ただし音楽と同様、好みによって左右されます。たとえどんなジャンルであっても、つまらないと感じればデルタ波が生じ、眠くなってしまいます。

他にも自宅でリラックスする方法はあります。本が好きなら読書、お風呂が好きなら入浴などです。

ただ、ページをめくるのが止まらなくなるほど集中して読んでしまうと、やはりベータ波が発生してしまいます。また、長時間の入浴でもベータ波が生じます。つまり何事も、やりすぎは禁物《きんもつ》なのです。

要は、リラックスしたいときは、自分の好きなことをするのです。ただし、大きな刺激は避けるべきでしょう。ベータ波が出てしまうからです。特に、仕事を終えて帰宅した夜は、良い睡眠をとるためにも、アルファ波を出すように心掛けてください。

勝負時のローベータ波

さて、リラックス時とは対照的に、仕事や私生活で自分の能力を最大限に発揮したいときに出すべき脳波はローベータ波です。

誰にだって勝負のときはあります。それなのに、脳からシータ波が強く出ていたら、すなわち頭がボーッとしている状態。これでは話になりません。一方、ローベータ波が発生していれば、最高のパフォーマンスを引き出すことができます。場合によっては、能力以上のパフォーマンスを発揮することも可能です。

ローベータ波はアルファ波に近い脳波で、リラックスしていると同時に、集中している状態で生じます。三六ページの脳画像がまさにその状態。頭頂葉《とうちょうよう》から非常に強いローベータ波が出ています。アスリートなら競技前や競技中、ビジネスマンなら大事なプレゼンや商談のときに出ているのが理想的です。

ただ、ローベータ波の周波数は一三・〇～一五・〇ヘルツ未満と、熟睡時に強く出るデルタ波を除いた他の脳波と比べると、極めて範囲が狭い。だからローベータ波を出すのは非常に難しいのです。なお、ローベータ波を出す方法は、第一章で詳しく解説します。

さて、このローベータ波とは、言い換えるなら、ゾーンの領域で生じるもの。ゾーンとは、時間の感覚がなくなるほどに集中している状態のことです。雑念がなく没頭している、だから最高のパフォーマンスを発揮できるわけです。

とはいっても、脳波は無意識に出るものです。「ローベータ波を強く出そう」と意識して出せるものではありません。また、自分で「今日は脳波の状態が最高だな」「ローベータ波が強く出ているな」と分かるわけでもありません。

心臓を例にとれば分かりやすいでしょう。たとえば、普段から意識して鼓動を速くしたり遅くしたり調整している人はいないはずです。また、心電図を取ったり心拍数を測らずに、「今日は心臓の状態が最高だな」などと分かる人もいないでしょう。脳波もそれと同様で、普通は無意識に出ているものなのです。

では、どうすれば良いのでしょうか。まず、自分の脳の特徴や脳波の癖を理解し、さらにゾーンとはどんな状態なのかを知る、そうすれば、ここぞという場面でゾーンに入りやすい人間になれます。

実際、小林陵侑選手も、ＮＦＢのトレーニングを繰り返すことで、そのコツをつかみました。いま小林選手がジャンプ台に立ったときは、まさにゾーンに入っている状態なので

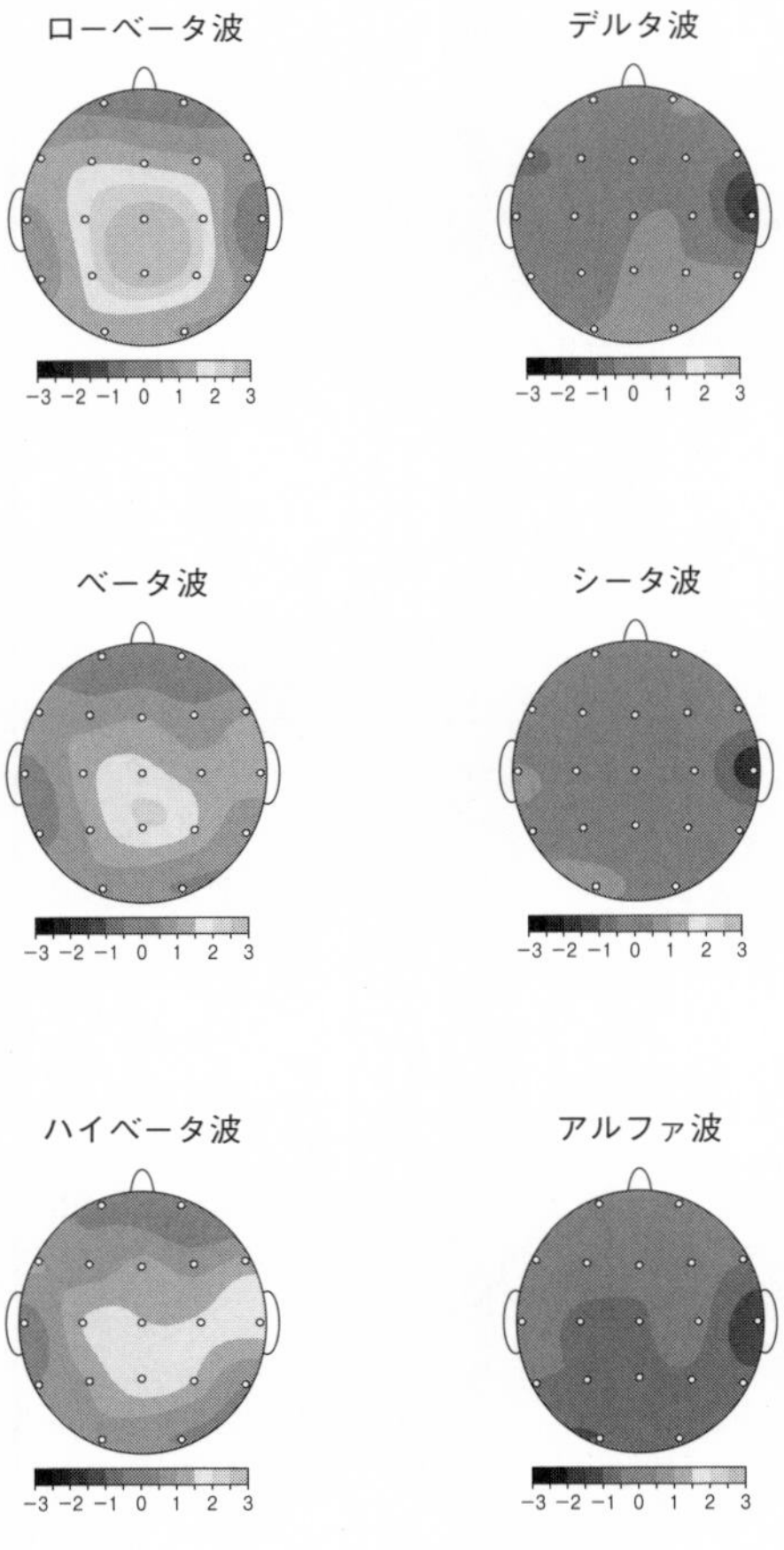

頭頂葉からローベータ波が非常に強く出ている状態。適度にリラックス、適度に緊張したゾーンの状態

す。

ビジネスには不要のハイベータ波

次にベータ波です。ローベータ波より、さらに集中している状態です。

皆さんも、焦ったり、カッとなったりしたときに、人の話が耳に入らなくなったことがあるのではないでしょうか。そんなときは、ベータ波が強く出ている状態です。

三九ページの脳画像を見てください。前頭葉からベータ波が強く生じ、ハイベータ波も、かなり強く発生しています。これは非常に興奮した状態、あるいは緊張した状態といえるでしょう。

ベータ波は、たとえば短時間で一気に仕事を片付けるときに出ていたとしたら、理想的かもしれません。ただ、ベータ波は脳も身体も緊張している状態で発生するので、この状態が続くと、すぐに疲れてしまいます。そんなときには休憩をとり、アルファ波を出すように努めるべきです。

さて、スポーツ選手やミュージシャンは、試合やコンサートに際し、非常に集中しています。このように熱くなっているときは、脳波がローベータ波を越え、ベータ波に到達しているかもしれません。

とはいえ、試合中やコンサート中にずっと気合を入れっぱなしだと、すぐにエネルギーが切れてしまいます。だから試合ならブレイクタイムに、コンサートなら曲の合間に、リラックスしているはず。そうしなければ最後まで身体がもたないのですから。

そういう意味では、体力と脳波は連動している面もあります。すなわち、疲労するとベータ波を出し続けることはできません。だから良い脳波を出すためには、身体の状態も重要なのです。この点については第五章で解説します。

またベータ波は、極度の緊張や恐怖でガタガタ震《ふる》えているとき、あるいは、嫌いな上司に怒られたりしてストレスを感じたときにも出ます。

そして、ベータ波よりさらに強いのがハイベータ波です。非常に大きなプレッシャーを感じていたり、あるいはとても興奮していたりすると発生する脳波です。この状態では仕事など手に付きません。まずは深呼吸して落ち着くべきです。

ベータ波は、普通の人が、ここぞという場面で出すべき脳波ではありません。ただ、強いていうならば、怒りを力に変えて相手を倒さなくてはならない格闘家なら、ハイベータ波を良いパフォーマンスにつなげられるかもしれません。しかしビジネスマンには、その

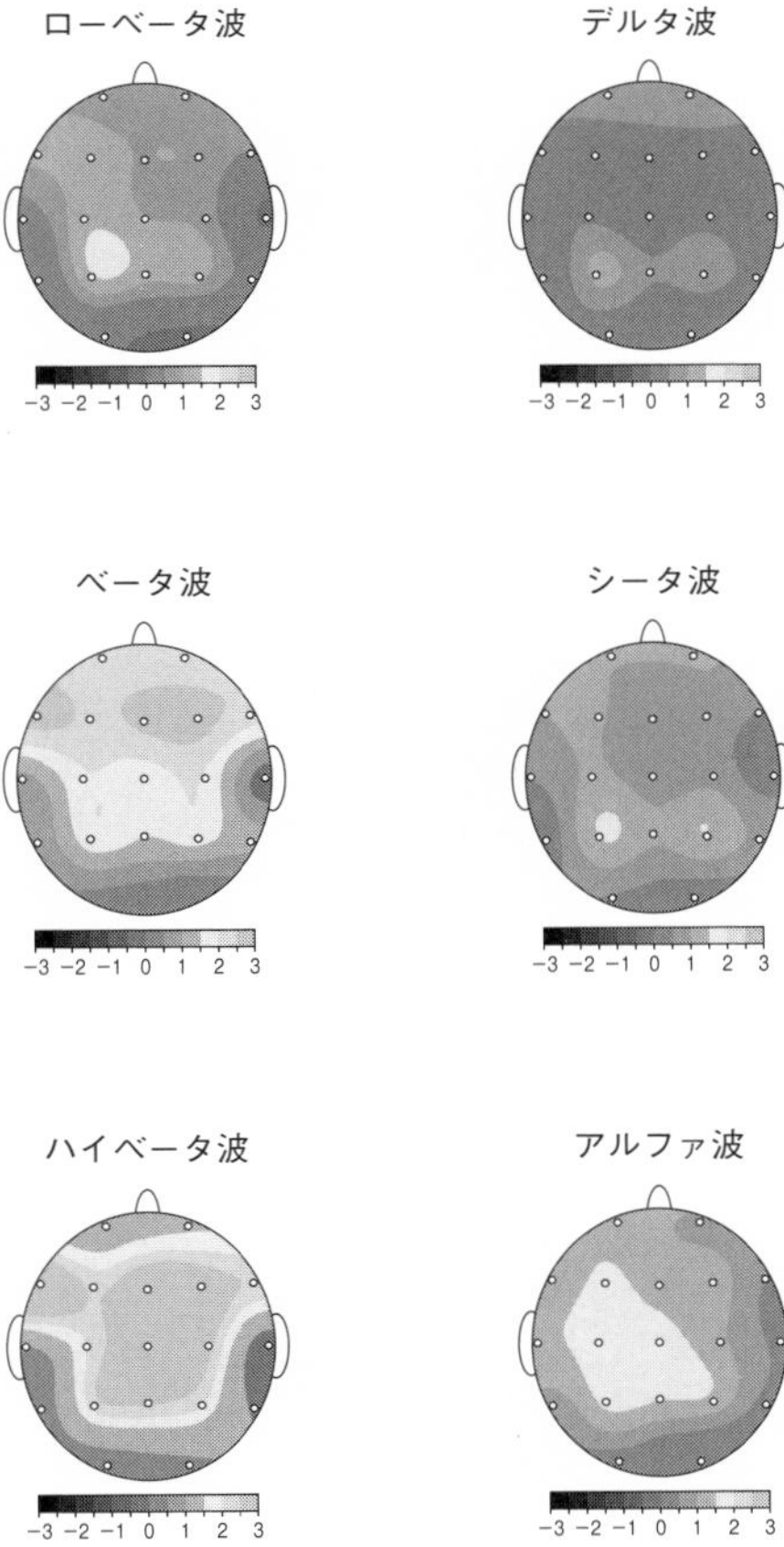

ベータ波とハイベータ波が非常に強く出ている状態。まずは深呼吸などでリラックスする必要がある

ような機会はないはずです。

アルファ波とベータ波は対《つい》になっています。どちらか一方だけでは駄目。メリハリを付けて、勝負どきにベータ波（ローベータ波が理想）を出してパフォーマンスを発揮する。そして疲れたら休憩し、アルファ波を出すのです。

クリエーターに重要な脳波は

職種を問わず、人は、勤務中にベータ波が強く出るものです。もし勤務中にシータ波が発生していたらどうでしょう。接客業なら、お客さまとスムーズなコミュニケーションをとることなどできません。建設業や運転業務などでは、大事故につながるミスを起こしてしまうことになるかもしれません。

……やはり、状況に応じて正しい脳波を出すことが大切です。

ところで、経営者や管理職の人にもまた、ベータ波が強く発生しています。組織のトップともなると、会社の業績を伸ばすため、起きているあいだは常に、仕事のことばかり考えているでしょう。当然、常にベータ波が強く発生しています。

しかし、それでは睡眠の質が低下します。二四時間、仕事のことが頭から離れないという人は、リラックスする時間を設けるべきです。

とはいえ、そんな仕事熱心な人は、ヒーリング・ミュージックを聴いたり、あるいはマッサージを受けたりしても、仕事のことが頭から離れないのかもしれません。それでも何もしないよりはマシ。ときどき目を閉じるだけでも、必ず効果があります。

このように、大半の人は勤務中にベータ波が出る一方、クリエーター系の仕事をしている人は、シータ波が強く発生する傾向にあります。

皆さんも、ただボーッとしているときにパッとアイデアが閃《ひらめ》いた、という経験はないでしょうか。特に考えごとをしていたわけでもないのに、いきなり斬新な企画が脳裏をよぎる……それは脳からシータ波が強く発生しているときです。

シータ波は、レム睡眠時に夢を見ているときに出る脳波。このときは想像力が働いており、それが思い付きにつながるのです。そして、作家やデザイナーなどクリエーター系の仕事をしている人には、このシータ波が強く発生する傾向があります。

ちなみに、アイデアを思い付くと誰でもテンションが上がり、身体にやる気がみなぎるでしょう。すると、同時に、ベータ波が発生するのです。

ただ、四六時中シータ波が出ている人は要注意。寝不足の人、モチベーションが上がら

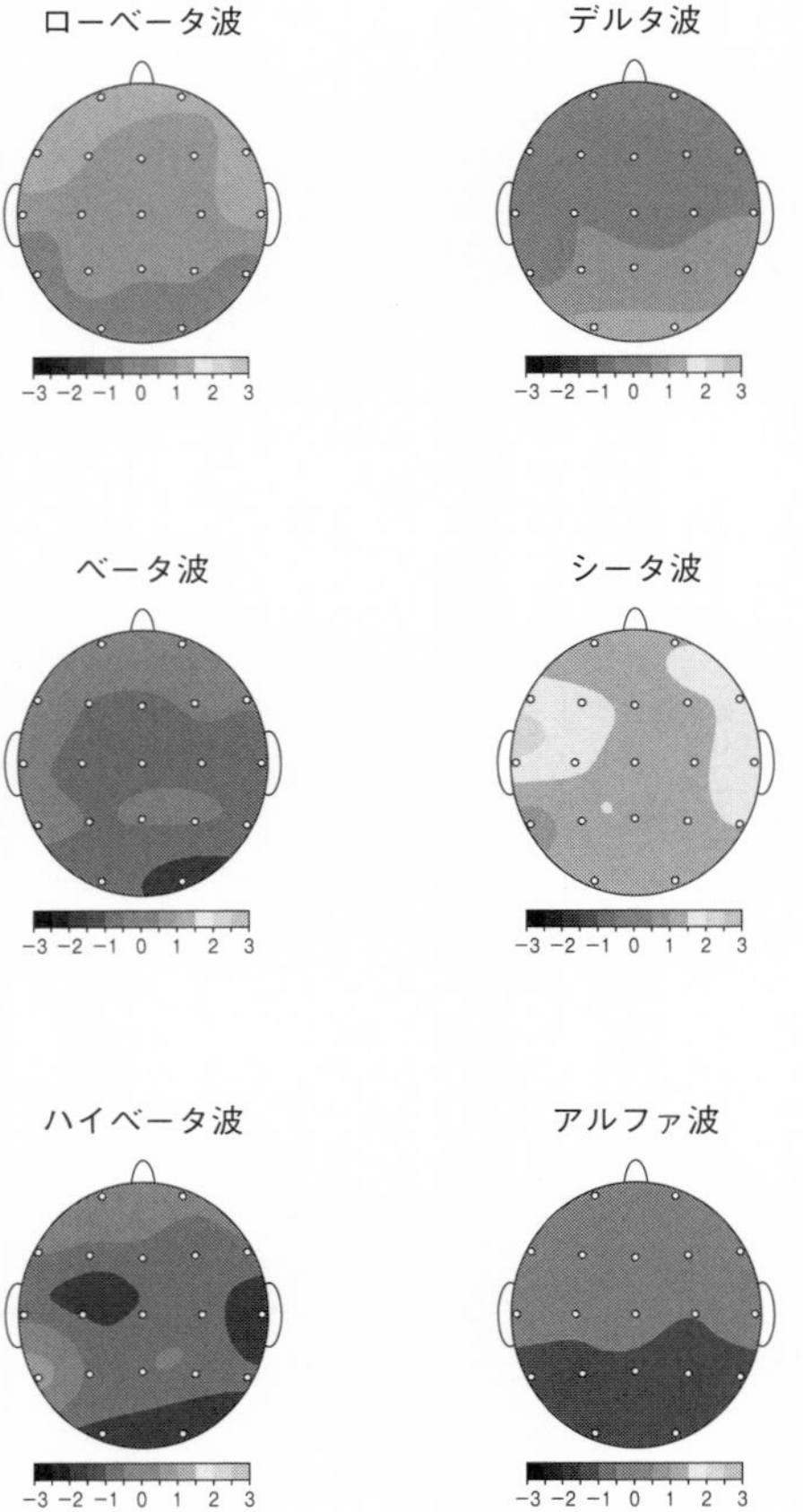

側頭葉からシータ波が強く出ている。一方、デルタ波は非常に微弱。人からはボーッとしていると思われる状態

ず仕事のパフォーマンスが低下している人は、シータ波、場合によってはデルタ波が強く出ている傾向があります。

また、人から「ボーッとしている」と思われている人も、これらの脳波が強く発生しています。当然、仕事も集中できません。というのも、資料をまとめるときなどは前頭葉を使いますが、シータ波の、ボーッとする脳波が強いと、なかなか集中できないのです。

四二ページの脳画像は、シータ波のみが非常に強く出ています。寝起きなど頭がボーッとした状態、あるいは瞑想などを行い何も考えていない状態です。だから本来、仕事中に出るべき脳波ではないといえるでしょう。

余談になりますが、人は歳を重ねるごとに、徐々にシータ波やデルタ波が強く出るようになります。そう、脳波は年齢によっても変わるものなのです。八〇代の高齢者よりも二〇代の若者のほうが長時間働くことができるのは、体力だけではなく、脳波も強く影響しています。

ここまでの説明で、脳波の特徴がよく分かったのではないでしょうか。繰り返しになりますが、シチュエーションごとに必要な脳波を発生させるのが、私たちにとって重要なポイントなのです。

序章のポイント

・脳を活性化させるには、自分の脳波の癖や特徴を知るのが最も重要
・アルファ波は音楽鑑賞や香りで増やすことができる

第一章　ＮＦＢ式脳波コントロール術

脳波計測で脳は丸分かり

仕事でも私生活でも、ここぞという場面ではローベータ波が出ているのが理想的です。では、そのためにはどのようなトレーニングをすべきなのか、それを本章で紹介していきます。

まずは脳波の計測方法。NFBでは専用の脳波計でクライアントの脳波を計測し、脳波の癖や特徴を知ることから始めます。

脳波計には二一個のセンサーが付いており、一九個は頭頂部、前頭部、側頭部、後頭部に、残りの二個は左右の耳たぶに装着します。そして計測を始めると、リアルタイムで、パソコンに各脳波の数値が送られてきます。そうやって、その瞬間に脳から生じている脳波を計測していくのです。

脳の各細胞からは、同じ瞬間に、すべての脳波が発生しています。そのなかでもどの脳波が最も強く生じているか、それを割り出していきます。

人によって、あるいは体調や精神状態によって、計測結果はまったく違います。ずっとベータ波が強く出続ける場合もあれば、シータ波が一〇秒間出て、次にベータ波が三〇秒間生じるといったように、強い脳波が変化する場合もあります。

脳波の状況は、クライアントに目を閉じてもらって五分間、次に目を開けてもらって五分間測ります。計測時に身体を動かしたり、無駄な力が入ったりしてしまうと結果に影響するので、椅子に座って、なるべくリラックスしてもらいます。

目を閉じて五分間待つのは意外と長く、クライアントは計測中に考えごとをしてしまいがちです。しかし、考えごとに熱中しすぎると、途端《とたん》にベータ波が出てしまいます。だから、とにかく心を落ち着けてもらいます。その方法は人によって様々ですが、目を閉じて、好きな光景を思い浮かべるようにしてもらうと、大半の人はリラックス状態になります。

次に目を開けて計測するときは、オイル時計を見てもらいます。瞬《まばた》きはまったく問題ないのですが、周りが気になってキョロキョロしてしまうと脳波が正確に計測できなくなるからです。

こうして合計一〇分間計測したら、後日グラフ化し、結果を報告します。クライアントの脳の平均値を他の人のデータと比較し、あるいは同年代の平均と比較し、見ていきます。

一般的な病院で行う脳波検査は、脳波の波形を見るだけで脳の状態を診断します。それだといまこの瞬間の脳の状態に限られてしまい、リラックス時や緊張時に、どのような脳波が出ているかが分かりません。

しかし、私が行っている計測では、その瞬間の脳波を計測して、脳の癖や特徴、そして様々な状況下でどのような脳波が出ているか、すべてを予測します。そのうえで画像化するのですが、これを「定量脳波分析」といいます。

では、なぜ脳波の全貌を予測可能なのでしょうか。NFBスタジオ横浜が提携するアメリカのブレインマスター社とニューロガイド社の二社には、これまで計測してきた脳波のデータが膨大《ぼうだい》に蓄積されており、そのデータに照らし合わせて予測するからです。ただ、予測といっても、正確性は限りなく一〇〇%に近いものです。

私はこれまで数多くのクライアントの脳波を測ってきました。そして、そのクライアントの悩みを聞くと、やはり定量脳波分析の結果と確実に合致していました。

たとえば、やる気が出ない自分に悩んでいる人の脳を見てみると、やはりベータ波が弱いという結果が出ていました。このように、これまで計測したなかで、結果と悩みがまったく合致しなかった人は一人もいません。言い換えるなら、悩みの原因は脳そのものにあるのです。

ちなみに定量脳波分析によって、精神状態も明らかになります。たとえばアスリートなら競技、ビジネスマンなら仕事に対するモチベーションです。あるいは怒りっぽい、落ち込みやすいといった性格も、ある程度は把握できます。

また、定量脳波分析では、自分の脳波の状況だけでなく、他の人の結果と比較して見ることもできます。つまり、自分の脳は、同世代の人と比較して活発に機能しているのかどうかが分かるのです。

それから人は「認知機能」が正常に働くことによって、注意力や読解力、あるいは会話力を発揮しています。認知機能とは、記憶したり思考したりする際に必要となる能力。詳細は第二章で述べます。そして、シータ波が異常に強く出ている人は、この認知機能が低下しているケースがあるのです。

すると、集中力が欠如したり、やるべきことにフォーカスを当てづらくなったり、あるいは記憶できなくなってしまったりします。加えてシータ波の影響で、ローベータ波が出づらくなることもあります。

このような脳の細かい問題点も、検査ですべて明らかにしていきます。様々な角度から自分の脳の状態を知ることができる、それが定量脳波分析なのです。

脳を鍛えるには目的が重要

定量脳波分析の結果が出て、クライアントの脳波の状態が分かったら、次はカウンセリングを行います。

仮にシータ波が強く出る傾向があったら「日中ボーッとしているのではないか」、ベータ波が強く出る傾向があったら「疲れているのではないか」などと指摘していきます。

ちなみにクライアントの多くは、「仕事で結果が出せない」「人間関係がうまくいかない」などといった悩みを持っているがゆえにNFBに興味を持っているわけです。こうしたクライアントの悩みに耳を傾けながら、カウンセリングと心理療法を進めていきます。

ちなみに、NFBに心理療法を取り入れているのは、世界でも私だけだと思います。

人の性格や考え方は様々です。仕事に対する思いも千差万別で、スポーツなら競技が好きだという単純な理由でやっている選手もいれば、楽しいからやっている選手もいる。あるいは有名になりたい、お金を稼ぎたいという選手もいます。そこで私は必ず、なぜ競技を行っているのか、個々の価値観を追究しています。

ここで重要なのは、クライアントの最終目標です。ＮＦＢトレーニングで何を改善したいのか、どのような自分になりたいのか、そうした目標を明確にしていきます。たとえばアスリートなら「競技に勝ちたい」、ビジネスマンなら「営業成績を上げたい」「上司との関係を改善したい」といった目標を定めるのです。このようにクライアントから話を聞きとり、その人に合った方法を探りながらトレーニングを進めていきます。

ビジネスを例に考えてみましょう。四〇歳の自動車のセールスマンがいたとしましょう。毎日、一所懸命に頑張っているのですが、営業成績はいつも二位。どうしても一位になりたくて、藁《わら》にもすがる思いでＮＦＢスタジオ横浜に来ました。このとき私は、「なぜ一位にこだわるのか」「掲げる理想像は営業成績が一位にならないと達成できないのか」、そして「一位になれたら何が得られるのか」など、様々な話をしながら、セールスマンの最終目標を確立していきます。

スポーツ選手には「有名になりたい」という単純な思いで競技を続けている人もいると述べました。セールスマンも同様です。「一位になって女性社員にモテたい」という理由でＮＦＢに取り組んでも、まったく問題はありません。

ただ、自分のことは自分が一番よく分かっているようでいて、実は意外と分かっていいないものです。だからこそ、なぜ能力を上げたいと思うのか、その動機を強く意識し、最終目標を認識してもらうのです。

それと同時に、一位になれない理由、そして、どんな能力が足りないのかも探り、少しずつ改善していきます。

とはいえ、急激に改善するものではありません。スポーツ選手なら練習の積み重ね、セールスマンなら商談の積み重ねがあって初めて、能力が開花します。それを継続できるモチベーションを保つため、脳波はもちろん、後述する認知機能を鍛えていくのです。

実は、NFBはもともとADHD（注意欠如・多動性障害）の治療法として発明されたものです。ADHDは注意散漫だったり、集中すべきときに集中できなかったりする脳の疾患。これまでは、薬によって脳の機能を変えるという治療が主流でした。

ただ、ADHDの薬の成分は非常に強く、人によっては食欲がなくなる、あるいは不眠症を発症するなどの副作用があります。加えて、この薬はずっと飲み続けなければならず、身体に大きな負担をかけます。鬱病《うつびょう》などの精神疾患も同様です。

しかしNFBトレーニングとは、薬の力に頼るのではなく、自分自身で脳の機能を高めていくもの。身体に負担をかけることもありません。

またNFBには、ADHDの他に、癲癇《てんかん》、アスペルガー症候群、鬱病などを改善する効果も確認されています。実際に私が接してきたクライアントのなかにも、これらの疾患に悩む人がいましたが、NFBを通じて症状が改善した人や、薬がいらなくなった人もいます。

これまで二〇〇〇人以上のクライアントを見てきましたが、まったく効果がなかったという人は一人もいません。本人の性格、習慣、脳の状態などによって、効果が出るまでの期間には個人差がありますが、必ず脳の状態は改善するのです。

NASAとNFBの関係

ここでNFBの歴史について、脳に関する情報を掲載するイギリスのウェブサイト「brainworks(ブレインワークス)」の記事などを参考にして説明します。

ニューロフィードバックは、一九五〇年代後半から六〇年代前半にかけて、シカゴ大学のジョー・カミヤ博士とカリフォルニア大学のバリー・スターマン博士によって始められました。

カミヤ博士は禅僧の瞑想中の脳波を調べ、アルファ波が多く出ていることを発見しました。なお、私は脳波をより細かく分類しているため、瞑想するとシータ波が出ると述べましたが、カミヤ博士の発見以前は、人は活動するとベータ波が強く出るというのが常識でした。だからこそ、この発見は衝撃的だったのです。

その後、アルファ波が強く生じているときは学習能力が向上することも明らかになりました。そうして各方面で、人の能力を高めるため、アルファ波を出すトレーニングの研究が行われるようになったのです。いまのＮＦＢの原型といって良いかもしれません。

一方、スターマン博士はどのような研究をしたのか。

まずスターマン博士は、猫を使って、「パブロフの犬」と同様の実験を行いました。パブロフの犬とは、ロシアの生物学者イアン・パブロフ氏が行った実験として有名です。氏は犬に餌《えさ》を与える際、必ずベルを鳴らすようにしました。するとその犬は、餌がなくても、ベルの音を聞くとヨダレを垂らすようになりました。この犬の行動は、いわゆる条件反射と呼ばれるものです。

加えて実験では、ブザーが鳴ったときに犬に電気ショックを与えるようにしました。そしてベルとブザーを交互に鳴らし、徐々にその間隔を短くしていき、最後にベルとブザーを同時に鳴らしました。すると犬はストレスに耐えられなくなり、自ら眠ってしまったのです。

話をスターマン博士に戻します。博士は実験で、猫にレバーを押すと餌が出ることを教えました。ただし、ブザーが鳴っているあいだは餌が出ず、鳴り終わるのを待たなくてはならないという状態にしました。博士は、猫もパブロフの犬のように、ストレスに耐えられなくなるのではないかと予想していました。しかし、猫はブザーが鳴り止むのをじっと待ったそうです。

このとき猫の脳から、それまで見たことがない脳波が検出されました。行動と知覚を担う部位「センサリーモーター・ストリップ」から検出されたので、センサリーモーター・リズム（SMR）と名付けられました。

次に実験では、猫がSMRを出したときに餌を与えるトレーニングを行いました。

これはまさに、後述するNFBそのものです。

時は過ぎ、一九七〇年代に入ると、スターマン博士はNASAの研究に協力することになりました。当時のNASAは、一つの問題に直面していました。ロケット燃料のモノメチルヒドラジンの有毒性が強く、作業中にその煙を吸ってしまい、吐き気や発作の症状を訴える作業員が続出していたのです。

これを解消すべく、スターマン博士は、再び実験を始めました。そうしてスターマン博士は、このSMRを、人間にも応用してみることにしました。癲癇に苦しむ人にSMRトレーニングを施したのです。すると、発作の原因となるシータ波の抑制に成功し、被験者の発作は減少しました。

このあとNASAは、宇宙飛行士にもSMRトレーニングを受けさせました。しかしその後、政府からの資金提供の打ち切りなどもあり、SMRトレーニングが世に広まることはありませんでした。SMRトレーニングの機材が高価だったことも、普及しなかった理由の一つです。

ところが、機材やパソコンの進化により、一九八〇年代になると、SMRトレーニングはNFBに形を変えました。そして、アメリカではADHDの治療に適用され始め、一九九〇年代には、精神疾患などの患者にも適用されるようになりました。

現在、NFBは病に悩まされている人だけでなく、多くのプロスポーツ選手、オリンピック選手、そしてビジネスマンが採用しています。

条件反射でゾーンに入る

ここからは、NFBトレーニングの具体的な内容について説明します。

まずカウンセリングを行ったあと、理想の脳波を出すためのトレーニング、それから認知機能を高めるための脳トレなどを行います。認知機能を高めるトレーニングの詳細は、第三章で紹介します。

トレーニングの際は必ず脳波計を装着しますが、脳波の状態はリアルタイムでパソコンに送られ、脳波図として表示されます。苦手なことをやっていると、人によっては眠気を感じてシータ波を発生させたり、ストレスを感じてベータ波を発生させたりします。しかし、この苦手なことも、繰り返しトレーニングを行っていると、徐々に、脳が落ち着いた状態のままでこなせるようになります。

計測時には、パソコンで、各脳波の周波数の範囲を設定します。これが先述した、理想の脳波を出すためのトレーニングです。

たとえばローベータ波を強めに設定、そのうえでシータ波とハイベータ波を弱めに設定します。シータ波が強く出ているときはボーッとした状態ですし、ハイベータ波が強く出ているときは興奮状態です。だからこの二つを弱めに設定し、一方でローベータ波を強めに設定します。適度に落ち着き、適度に緊張した理想の状態です。そして、脳波がその条

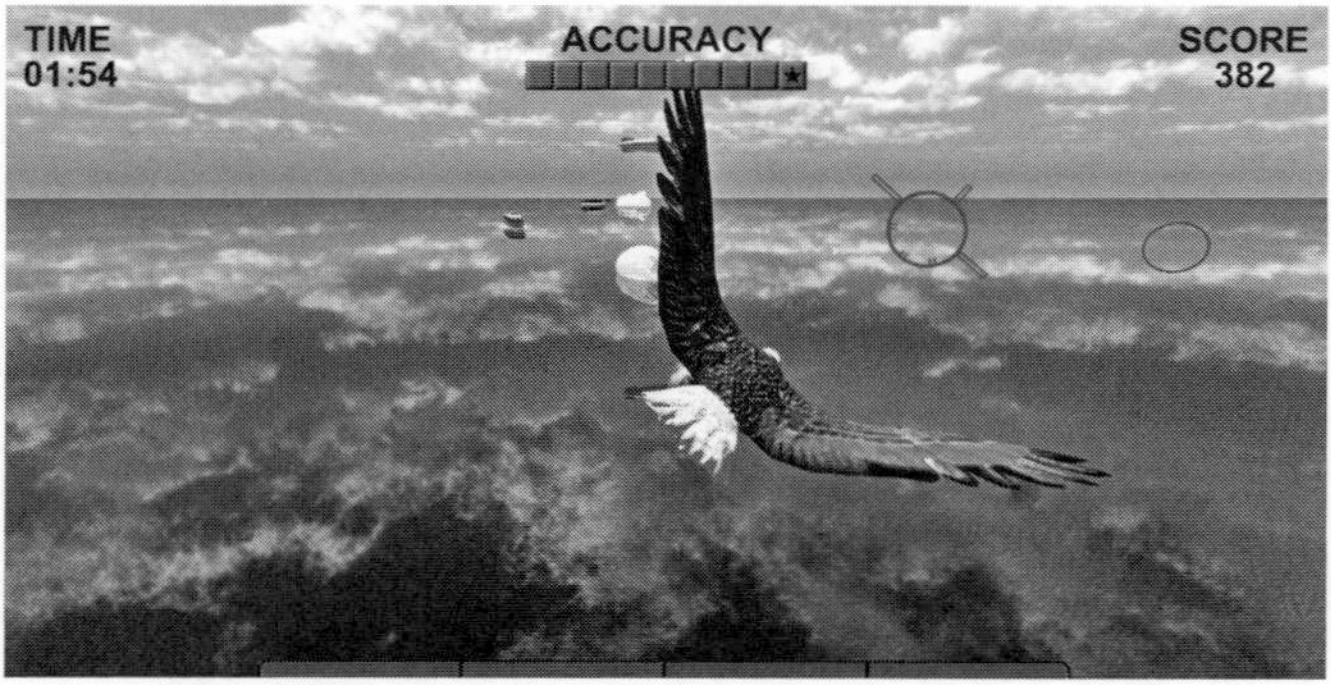

ゲームを通して脳がローベータ波を出す癖を付けていく

件を満たしたときに、スピーカーから「チーン」と効果音が鳴るようにします。

あるいは、条件を満たしたときに鳥が前方に飛んでいくといったように、まるでゲームのようなトレーニング方法もあります。

これはパブロフの犬と同様のトレーニングです。もちろん、クライアントに餌や電気ショックを与えるわけではありません。が、脳波が理想の状態になったときに効果音が鳴るように設定すると、クライアントは無意識下で音を鳴らすコツをつかんでいくのです。それと同時に、ここぞという場面に最も理想的な脳波、すなわちローベータ波の出し方も体得するわけです。

集中力を上げたい人やコミュニケーション

能力を強化したい人なら、ベータ波を強めに設定します。また逆に、ストレスを軽減したい人にはアルファ波を強めに設定することもあります。

このパブロフの犬の状態で、得意なトレーニングと苦手なトレーニングを一〇分間ずつ行うと、どうなるでしょう。たとえば、話すことが得意で書くことが苦手な人だったら、しりとりを一〇分間、そして筆記のトレーニングを一〇分間という風に行い、その間、音が何回鳴るかを調べるのです。すると、得意なことをやっている時間はたくさん音が鳴る。しかし、苦手なことをやっているときは、まったく音が鳴らなくなります。

こうした課題を繰り返すことで、いかなる状況でも、自分にとって理想の脳波が出せるようになっていきます。これがＮＦＢトレーニングです。

ＮＦＢで大化けした小林陵侑選手

現在、多くのアスリートがＮＦＢトレーニングを行っています。先に触れたノルディックスキージャンプの小林陵侑選手は、ＮＦＢをどのように考えているのでしょうか。二〇一九年八月に合宿中の長野県白馬《はくば》で検査をした際に小林選手が語ってくれた言葉を紹介していきます。

そもそも小林選手がNFBを始めたのは二〇一八年の夏、宮古島《みやこじま》で合宿をしているときのことでした。知人からの紹介で小林選手が所属する土屋《つちや》ホームのスタッフと出会い、協力させてもらうことになったのです。

小林選手は二〇一五〜一六年のシーズンで世界デビューしたばかり。まだ優勝経験はなく、どんなことにも挑戦したかったようです。加えて、海外のトップアスリートがNFBを導入していることも知っていたので、ワクワクしながら始めたといいます。

もともと小林選手は緊張しやすい性格でした。競技前はガチガチになっていたのです。もちろん、いまも競技前や競技中には緊張するといいますが、緊張に押し潰されるのではなく、逆に緊張状態が集中を生むようになりました。実際、小林選手は、以下のように語っています。

「ジャンプ台に立ったときにゾーンに入りやすくなりました。相変わらず緊張はしますが、良い緊張状態です。ガチガチになるようなことはありません」

では具体的に、小林選手は、どのようなトレーニングをこなしているのでしょうか。やはり脳波を測定し、その後、カウンセリングを行っています。私は計測した結果を見ながら、脳の状態を説明します。脳波を見れば、疲れ気味だとか、あるいは競技に集中できて

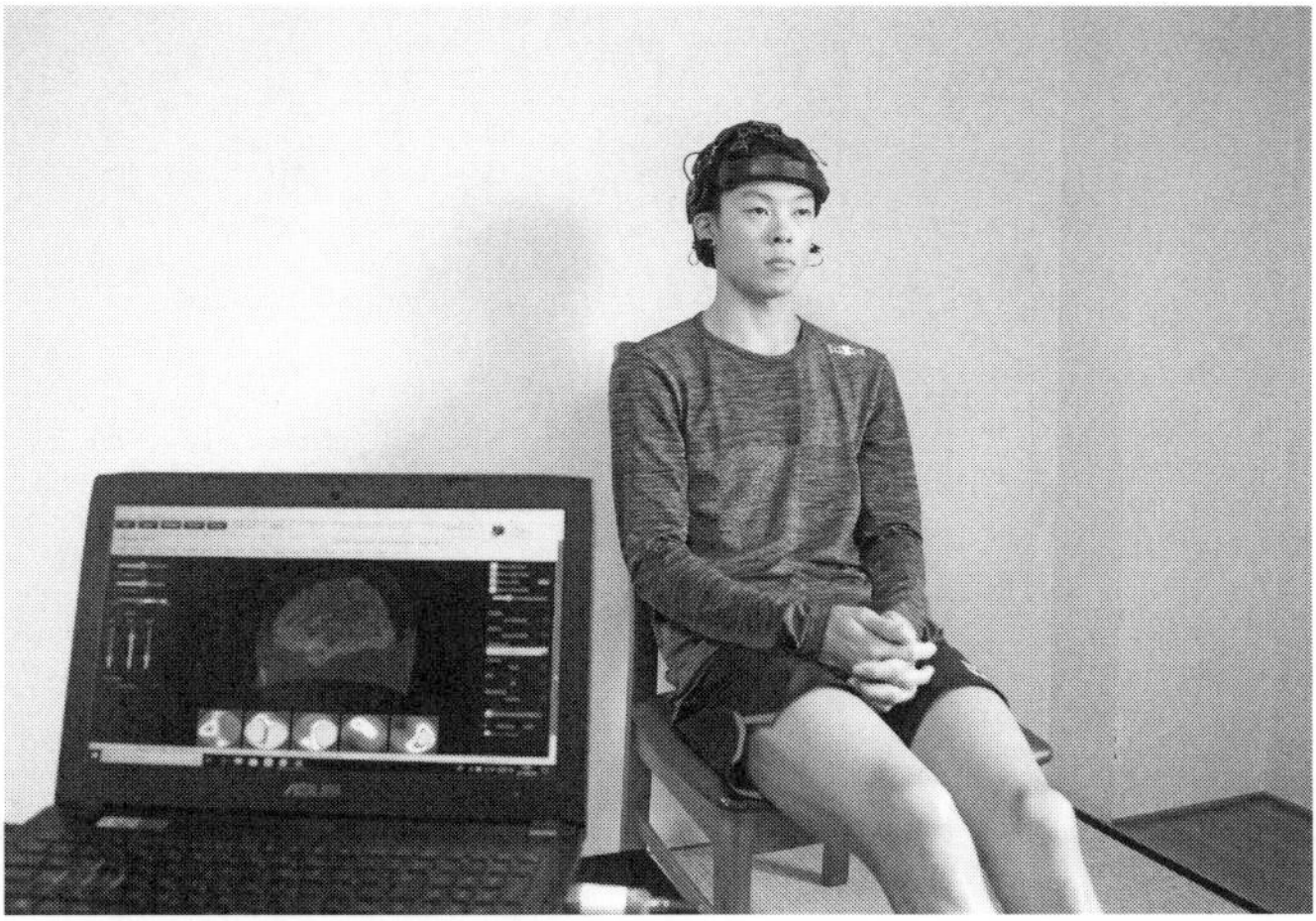
脳波を計測している小林陵侑選手

いないといった状況も分かります。そこで、改善点を提示していくのです。

こうして、いまやカウンセリングのたび、気がかりなことや不安なことなどに対して、小林選手は「やっぱりそうか」と感じるようになったそうです。

ＮＦＢの効果の表れ方には個人差があることは、すでに述べました。小林選手の場合も、ＮＦＢを始めた直後は、その効果を実感できなかったそうです。しかし、何度か繰り返すうちに、自分の考え方、あるいは脳波の癖が分かり、いかに競技に向き合うべきかが分かってきました。いまは成功だけをイメージすることができ、競技中に失敗するシーンなど思い浮かばない、そんな状態に到達しました。

最後に小林選手は以下のように語ってくれました。

「二〇一八～一九年シーズンで納得いく成績を挙げられたのは、NFBの効果がかなり大きいと思います。もしNFBを始めていなかったら、まったく違った結果になっていたと思います」

もちろん、NFBに取り組んだだけでワールドカップの年間王者に輝くことはできないでしょう。ただ、脳波を通じて自分の内面的な部分や精神状態を知り、パフォーマンスの向上につなげていったのが小林選手です。

また、アスリートは心技体が充実していなければなりません。心は私が、技は当時の土屋ホームスキー部専属コーチのヤンネ・バータイネン氏が、体は専属トレーナーの入江彩《いりえさ》織《おり》氏（ほねつぎ接骨院）が担い、それを実現させました。だからこそ文字通り大きく飛躍《ジャンプ》することができたのでしょう。

人生も深まった伊藤有希選手

土屋ホーム所属のスキージャンプ選手でNFBトレーニングを続けているのは、小林選手だけではありません。スキージャンプ・ワールドカップ二〇一六～一七年の女子部門で五勝した伊藤有希《いとうゆうき》選手、彼女の脳波も、二〇一九年八月、やはり長野県白馬で計測しました。そのときに語ってくれた話をもとに、彼女がNFBの効果をどのように実感しているのか、記していきます。

伊藤選手も、やはり二〇一八年の夏、NFBを始めました。それ以前、伊藤選手は、NFBに関する知識はまったく持っていなかったそうです。ただ、二〇一八年二月には平昌《ピョンチャン》（冬季）オリンピックが開催され、伊藤選手は女子個人ノーマルヒル九位に終わっていました。さらに飛躍するために、「できることはなんでもやりたい、そんな気持ちで抵抗なくNFBを受け入れました」といいます。

伊藤選手の脳波を計測して、脳の特徴や癖を割り出しました。その結果を話すと、やはり納得してくれました。伊藤選手は、自分の脳を知ったときの感想を以下のように述べています。

「以前から、自分はここが足りないのではないかと感じていた部分がありました。検査とカウンセリングで指摘されたことが、まさに同じだったので、とても驚きました。また、林先生から自分の脳の特徴を説明してもらうと同時に、改善点を指摘されました。そうしたら、急に気持ちが楽になりました。

病気の人もそうだと思います。どこかに違和感があって病院に行ってみても、何の病気なのかが分からなかったら不安です。でも、いくつかの病院に行って、やっと出会えた名医に病名と治療法を提示してもらえたら、きっと気分が楽になるはずです。それに似た感覚だと思います。

また自分の脳を知ることで、自分の性格もよく分かりました。だから、練習に集中できないときや競技で結果が出なかったときに、何がいけなかったのか、原因を究明しやすくなりました」

彼女が小林選手と違うのは、もともと緊張するほうではなかったという点。競技前も競技中も、緊張するのではなく、ワクワクしているといいます。ただ、NFBによって、よく考える習慣が付いたそうです。その点については、以下のように語っています。

「以前は深く考えることをあまりしませんでした。でも最近は、自分自身について、あるいは試合で起こったことに対し、深く考えるようになりました。大袈裟《おおげさ》かもしれないけれど、人生が深まったような感じがします」

いまではよく考えて練習し、競技に挑んでいるのはもちろん、日々の生活においても、

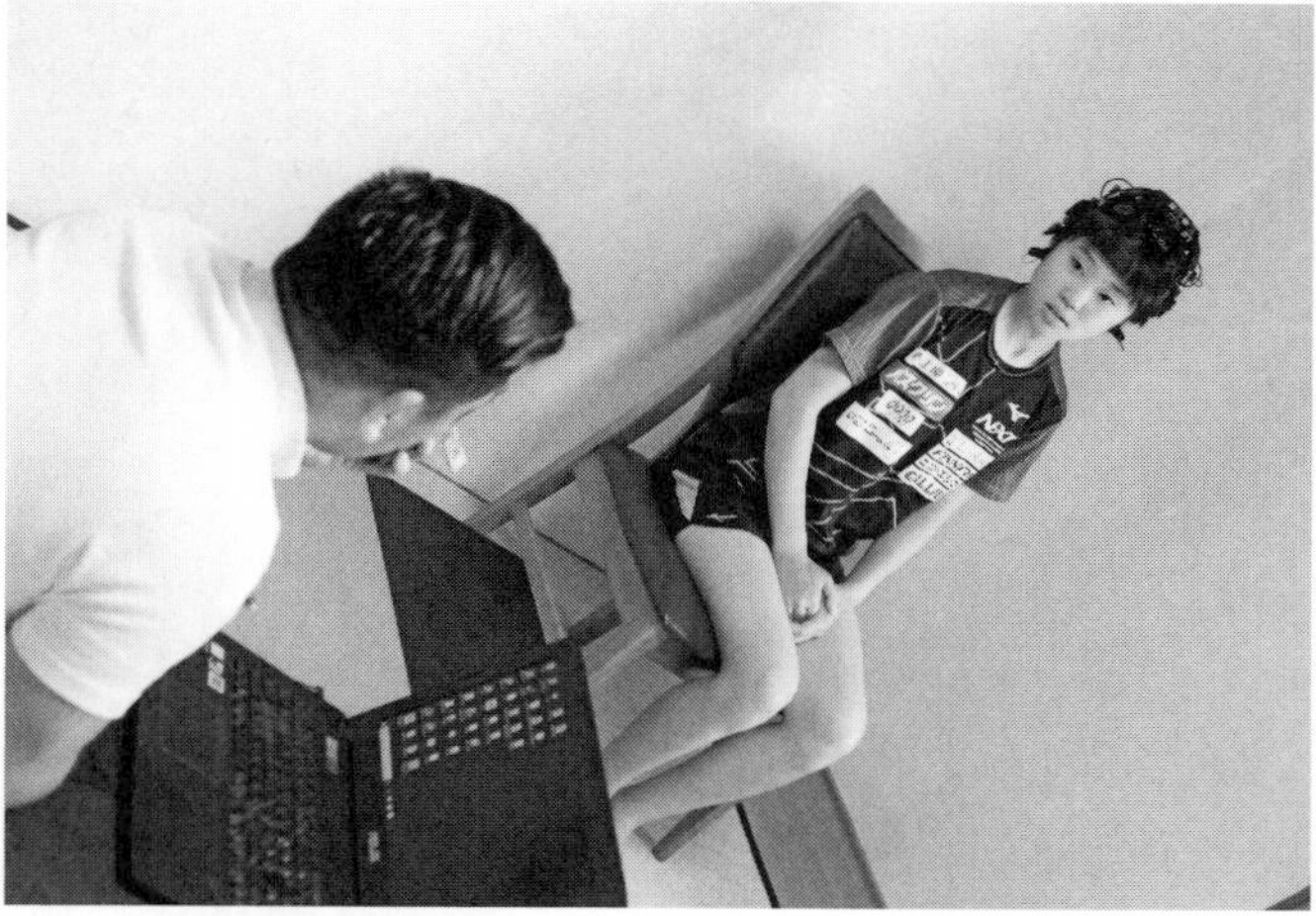

脳波を計測中の伊藤有希選手

練習中に自分は何を考えていたのか、また競技中は何を感じていたのか、そして結果はどうだったか……そんなことを振り返っているといいます。つまり、俯瞰《ふかん》して自分を見ているのです。その結果、伊藤選手は大きな成長を遂げました。その点については、以下のように語っています。

「集中の加減がまったく分かりませんでした。集中しすぎて肩に力が入りすぎているのも良くないし、逆にリラックスしすぎているのも良くない。その加減が難しくて、それが私の大きな課題でした。

　まだ、これを完全に克服できたとは思っていません。ただ、前はこうしたことも考えずに、ただ競技を一所懸命やっていただけでした。それが、いまは深く考えるようになったので、そうした意味でも、NFBを通じて成長できたと思います」

勝負時の緊張のほぐし方

ここまで紹介してきた小林選手や伊藤選手が常に体験しているように、ここぞという場面で冷静でいることは、最高のパフォーマンスを発揮するために絶対に必要です。そのための秘訣《ひけつ》がありますが、私は「筋弛緩法《きんしかんほう》」を推奨しています。この筋弛緩法とは、力を入れて、次にその力を抜くという、これだけ聞けば単純に思える方法です。

人は緊張すると交感神経が高まり、身体が硬くなったり、体温が上がったりします。しかしそうなると、本来の力が出せなくなります。これはスポーツに限ったことではなく、会議でプレゼンテーションを行ったり、結婚式でスピーチをしたりするときも同様です。

筋弛緩法では、まずは両手で拳《こぶし》を作り、思い切り力を入れます。そして、一〇秒たったら力を抜く。これだけで血流が良くなり、緊張がほぐれます。プレゼンの直前などに行えば、かなりリラックスして話に入れるはずです。

また緊張していると、どうしても「失敗するかもしれない」というネガティブな考えに囚《とら》われてしまいます。これでは不安という感情のど真ん中にいるような状態。つまり、三六〇度、どこを見渡しても、緊張に囲まれていることになります。

プロ野球の試合を見ていると、どうでも良い場面ではよく打つのに、チャンスになると決まって凡退する、いわゆるチャンスに弱いバッターがいます。そんな選手は、まさに不安のど真ん中にいるのだと思います。

たとえばツーアウト満塁の場面。チャンスに弱い選手は、打席に立つと、「ここで打たなきゃ」「凡退したら、ファンにガッカリされてしまう」などと考えてしまうのでしょう。しかし、これでは良い結果など出せるはずがありません。凡退したときの恐怖心がどんどん大きくなってしまうからです。このとき、意識のあり方や視点を変えるべきなのです。

まずは失敗することを考えないようにする。そして他のことを考えるのです。たとえば「今日はファンの歓声がひときわ大きいな」「ピッチャーだってピンチで真っ青な顔をしているじゃないか」などと考えるのです。とにかく別の事実に目を向ける。そうするだけで、プレッシャーに押し潰されなくなるはずです。

スキージャンプ選手も同様に、ジャンプ台に立ったときには、「絶対に遠くまで飛ばなきゃ」「失速したらどうしよう」などと考えるのではなく、「今日はギャラリーが多いなあ」「今日は天気がいいけど寒いなあ」などと、視点を変えるのです。

これは、仕事でもプライベートでも、ひどく緊張したときの対処法として役立つはずです。

たとえば上司も参加する企画会議でプレゼンするとき。会議が始まり、徐々に自分が発表する時間が近づいてきました。その際、緊張を受け入れ、そのうえで別の感情に目を向けるのです。具体的には、「以前この会議室でプレゼンしたときは成功したなあ」、あるいは某スーツメーカーのCMのように、「○○さんは素敵なスーツを着ているなあ」などと、とにかく周囲の種々雑多なことに意識を向けるのです。

そう、一つの思い込みのど真ん中に埋没した状態から脱出する。それだけで成功する可能性は大幅にアップします。

伊藤選手のように「緊張しない」という人がいるかもしれません。プロ野球で国民栄誉賞を受賞した長嶋茂雄《ながしましげお》氏も、「ただの一度も緊張したことがない」と語っています。だからこそ、史上初の特別な天覧《てんらん》試合でサヨナラホームランを打つことができたのでしょう。

どんな人にも「キーとなる感情」があるはずです。そのキーとなる感情に囚われすぎると、良いパフォーマンスは発揮できません。自分がいまどんな感情を抱いているのかを冷静に分析し、一つの感情に囚われないようにする——それが成功の秘訣です。

練習では良いパフォーマンスを出せるのに、本番では力を出せない人もたくさんいます。これもやはり、ネガティブな感情に埋もれてしまっているからです。

なお、感情については、第四章で詳しく述べます。

第一章のポイント

・脳を鍛えて何を実現させたいのか、最終目標を定めるのが成功の秘訣
・脳波は繊細で、ストレスを感じると乱れる

第二章　認知機能アップで仕事も私生活も充実

人の行動を決める七つの認知機能

NFBトレーニングを始める三〇〜四〇代のビジネスマンの大半は、「仕事のパフォーマンスを上げたい」「営業成績を上げたい」「出世したい」「プレゼンを上手にできるようになりたい」「人間関係を改善したい」といった仕事に関する目標を掲げています。

また、「ケアレスミスをなくしたい」と考えている人もたくさんいます。ついボーッとしてしまい、会社に遅刻したり、あるいは上司からの指示を忘れてしまったりする人が意外と多いのです。

では、人はなぜケアレスミスをするのでしょうか。その理由は「認知機能」が低下しているからです。

認知機能とは、記憶、理解、思考、判断、会話などの能力のことです。この認知機能の特徴をよく理解して、意識的に高める習慣を付ける。そうすると、徐々にケアレスミスを減らすことができるのです。

この認知機能が欠けていると、私生活や人間関係などにも支障を来すため、社会人に必須の能力といえるでしょう。そこで本章では、認知機能をアップするために具体的にどのようなトレーニングをすべきなのか、それを解説していこうと思います。

ここぞという場面でローベータ波を強く出せる脳、つまりゾーンに持っていくのが理想的であることは、すでに述べました。前の晩に飲みすぎたりして身体がだるく、仕事に身が入らない日もあるでしょう。あるいは上司に怒られて気分が落ち込んでいるときも。そんなときに自分の感情をコントロールするためにも、認知機能を把握《はあく》しておくべきなのです。

私は認知機能を以下の七つに分類しています。

①言語性記憶
②作動性記憶
③運動機能
④言語流暢性《りゅうちょうせい》
⑤注意機能
⑥遂行機能
⑦空間認知機能

なお、①〜⑥は後述するBACS－J認知機能検査で定められた認知機能です。また、生活を送るうえで必要な機能であるという考えから、私は⑦を加えた七つを認知機能と定めています。

①言語性記憶はエピソードを長期的に記憶する機能です。

誰だって子供のころの思い出があるでしょう。それは言語性記憶を使って記憶しており、同様に、この機能を使って思い出しています。

一方、短期的な記憶をするために使うのが②の作動性記憶です。たとえば上司に仕事を頼まれたら、それを一時的に覚えておかなくてはなりません。その際に作動性記憶を使います。頼まれたことをうっかり忘れてしまうような場合は、作動性記憶が低下している恐れがあります。

そして、人間が活動するうえで必要なのが③の運動機能。スポーツが苦手でも運動機能が高い人も多々います。

④の言語流暢性は会話する能力です。この機能が高いと、自分のいいたいことを相手にスムーズに伝えることができます。

また、集中力を持続する、あるいは周りの状況を察知するときに使うのが⑤の注意機能。この機能が高い人は気配り上手です。集中力を持続させるときや、気持ちを切り替えるときにも、この機能が重要になります。

⑥の遂行機能は段取りや計画を立てるときに必要な機能。先を見通す力がある人は、この機能が発達しています。

最後に、地図を読んだり道順を覚えたり、あるいは部屋を片付けたりするときに使うのが⑦の空間認知機能です。

上記の機能のうち、言語性記憶と言語流暢性は側頭葉が、空間認知機能は前頭葉と側頭葉が、それ以外の四つの機能は前頭葉が担っています。

認知機能には先天的な個人差もありますが、生活習慣からも大きな影響を受けます。普段、人と頻繁に会話している人は言語流暢性が発達しますし、手芸などをしている人は運動機能が発達します。

また、身体の状態によって短期的に機能が低下する場合もあります。たとえば疲労、寝不足、ストレスが溜まった人は、注意機能が著しく低下します。ケアレスミスを起こす原因もこれで、毎日忙しくしているビジネスマンにも多く見られます。

あるいは極度に疲れているときに、何かいおうとしても言葉に詰まってしまうことがあるのではないでしょうか。これは言語流暢性が低下している状態です。

ところで、性別によっても考え方や生活習慣が違います。同様に、認知機能にも男女差があります。一般的には、男性のほうが空間認知機能は発達しており、自動車の運転が得意ですし、論理的な傾向が強い。逆に、話し好きな傾向にある女性のほうが、言語流暢性が発達しています。

加えて、女性の大きな特徴として言語性記憶が高いことが挙げられます。何年も前のことを思い出して懐かしく思い、急に友人に電話をかける、そんな女性が周りにもいるのではないでしょうか。これは言語性記憶が発達しているからなのです。

自分の認知機能を正確に知るには、後述する検査（ＢＡＣＳ－Ｊ認知機能検査）を受けなければなりません。ただ何となく、自分は話すことが苦手だ、物忘れが激しい、仕事上のミスが多い、スケジュールを組むのが苦手だ、などといった自覚があるのではないでしょうか。その場合は、該当する認知機能が低下している可能性が高いといって差し支えないでしょう。

認知機能検査で自分の能力を知る

ＮＦＢスタジオ横浜では、第一章で述べた定量脳波分析だけでなく、「認知機能検査」も行っています。クライアントの脳波を測り、七つの機能のうちから得意なものと苦手なものを割り出すのです。そして、得意な機能はそのままに、苦手な機能を改善するにはどうしたら良いのかを考えながら、一緒にトレーニングを行っていきます。

自分の認知機能の状態を把握しておいて損をすることはありません。誰にでも苦手なことの一つや二つはあるはず。たとえば話すのが苦手な人もいれば、人の気持ちを察するのが苦手な人もいます。

この認知機能検査を行えば、後日、グラフ化した結果を見ることができます。検査結果を見ると、得意だと思っていたことが実は苦手だったり、逆に苦手だと思っていたことが得意だったりするケースも少なくありません。

近年、高齢者の自動車事故が社会問題になっていますが、これはまさに認知機能の低下によるものです。運転には注意機能や空間認知機能が必要ですが、事故を起こす一部の高齢者は、加齢によって、この二つの機能が著しく低下しているのです。

また、最近は「キレる高齢者」も問題になっています。ショップやレストランの店員に対し、ちょっとしたことで怒鳴り声を上げる、そんな高齢者です。こうした高齢者は、実は言語流暢性が低下しています。自分が伝えたいことが伝えられず、同時に相手がいっていることも理解できない、だからイライラして怒鳴り声を上げてしまうわけです。

これは子供も同じ。子供はいいたいことや伝えたいことがあっても、それができないと泣いたり癇癪《かんしゃく》を起こしたりします。子供の場合は認知機能が発達していない、逆に高齢者の場合は低下している、だからイライラしてしまうのです。

心理士が推奨する認知機能検査

では、具体的にどのような検査をするのでしょうか。先ほど触れました「ＢＡＣＳ－Ｊ認知機能検査」という検査を行うのです。ＮＦＢスタジオ横浜では、ＮＦＢの効果をより分かりやすくするため、開業時に当スタジオに所属していた臨床心理士の浜元美季《はまもとみき》氏の提案を受け、導入しました。

ＢＡＣＳとは「THE BRIEF ASSESSMENT OF COGNITION IN SCHIZOPHRENIA」の略で、その意味は「統合失調症認知機能簡易評価尺度」です。Ｊはその日本語版を示しています。統合失調症の人は認知機能の一部が低下しているのですが、この検査でそれを

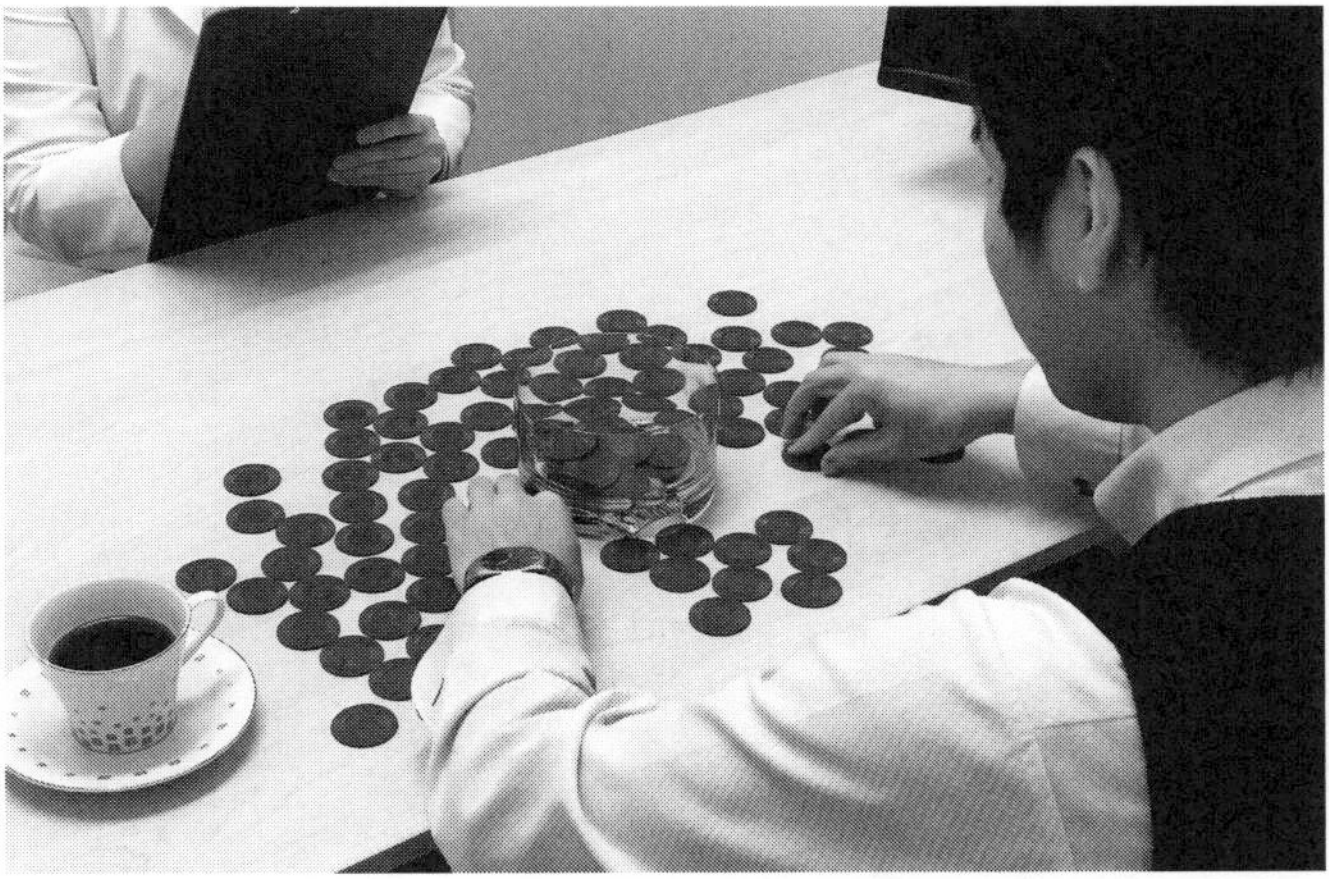

チップを手でつかんでグラスに入れることで運動機能を計測。この機能が高い人は、目で見た情報を脳で素早く処理しながら指を動かすことができる

診断するわけです。

統合失調症の人は、記憶や言語に症状が出やすいのですが、空間認知機能は健常者と差がないため、検査から除外しています。

検査では、たとえば以下のことが明確になります。

①集中して作業を続けることができるか
②短時間、記憶を保持できるか
③臨機応変に行動できるか
④作業をテキパキと効率よく行えるか
⑤相手の表情や感情を理解し、対人関係を築くことができるか

要するに、日常生活で必要不可欠な能力を

測ることができるのです。

クライアントには、基本的にトレーニング前後にＢＡＣＳ－Ｊ認知機能検査を受けてもらいます。トレーニング前後のデータを取ることで、その効果が明確に分かるからです。

検査の所要時間は三〇分程度。検査内容の詳細はここでは書きませんが、脳波計を装着してもらい、質問形式で進めていきます。

たとえば頭文字が「か」の単語を思いつくだけ挙げてもらったり、図形を描き写してもらったり、パズルをしてもらったり……様々な検査をします。あるいは、クライアントの記憶を呼び起こす質問や、数字を使った質問もします。

この検査の結果はグラフにします。八一ページのグラフを見てください。縦軸の〇・〇〇は検査を受けた人の世代の平均値です。数値が高ければ高いほど、その機能が得意で、逆にマイナスなら、その機能は苦手だということになります。

まずは三〇代の男性の検査結果。このグラフの人の場合は、言語性記憶がマイナス一・六一と最も低く、作動性記憶、運動機能、言語流暢性、注意機能も平均より低め。遂行機能のみ高めです。

人には得手不得手《えてふえて》があり、すべての認知機能の数値が高いという人も、逆に低いという

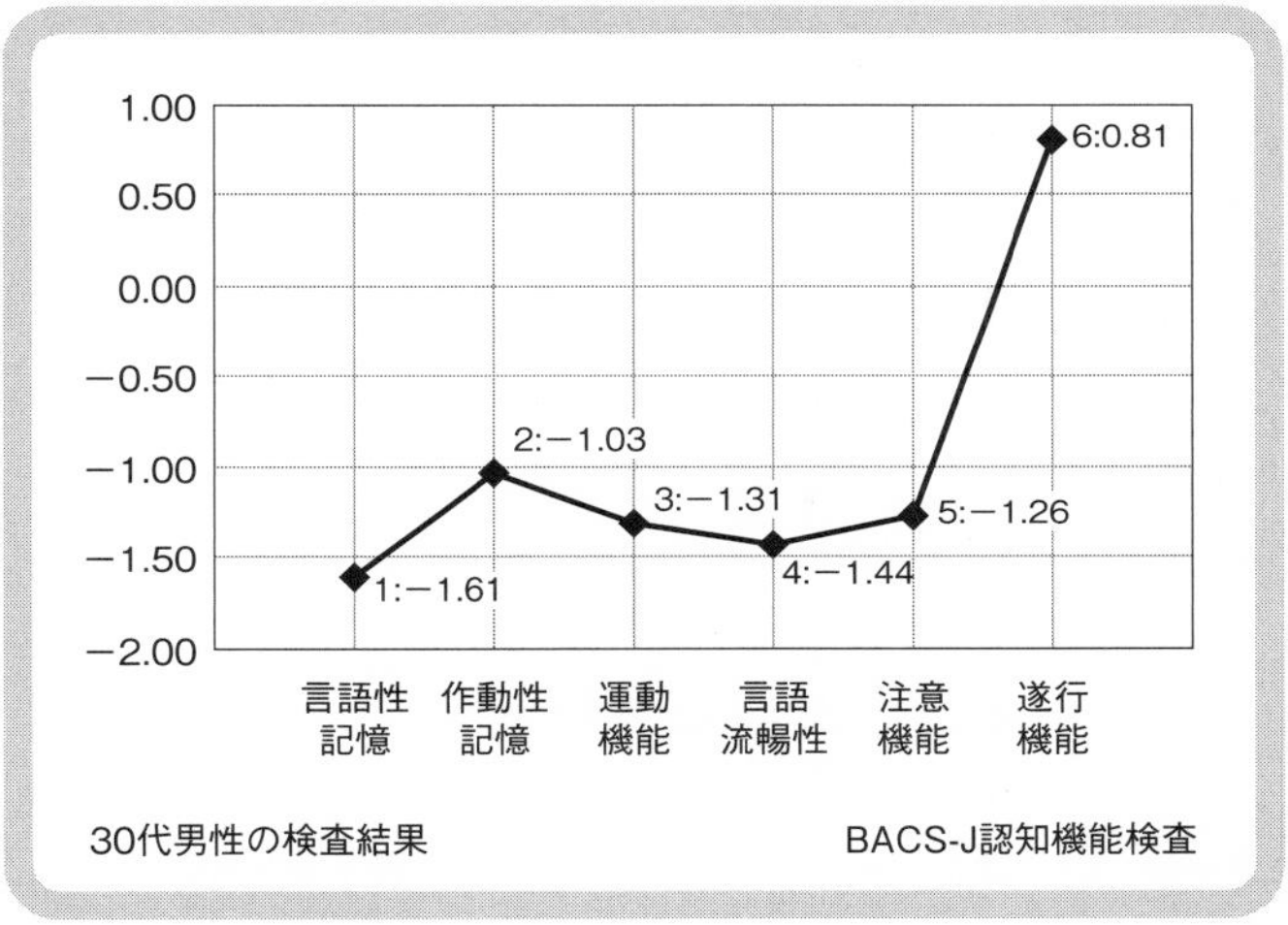

人も存在しません。また、一つの機能だけが高ければ良いというものでもありません。たとえば注意機能だけが極端に高いと、気配りができる一方、他人のことが気になりすぎて、落ち着かなくなる場合もあります。だからこそ、全体のバランスが大切なのです。

認知機能が鍛えられると、コミュニケーション能力が向上するだけでなく、細かいことにも目が届くようになったり、ミスが減ったりするため、当然、仕事のパフォーマンスが上がります。だからこそ、まずはＢＡＣＳ－Ｊ認知機能検査で自分の得意・不得意な機能を知ることが重要なのです。

営業マンが高い認知機能は

人の脳波に違いがあるように、ＢＡＣＳ－Ｊ認知機能検査の結果も、人によってまちまちです。営業マンなら言語流暢性の数値が高かったり、接客業なら注意機能の数値が高かったりと、職業によってもそれぞれ特徴が出ます。また、クリエーター系の仕事に就いている人は、認知機能の特徴に偏りのある人が多く、遂行機能だけがやたらと高い傾向があります。

過去にＮＦＢスタジオ横浜を訪れたクライアントのなかには、作動性記憶だけが異常に高い人がいました。そのため頭の回転は速かったのですが、それ以外の部分が欠落していました。するとどうなるか。頭で思い描いたことを行動に移せず、非常に大きなストレスを抱えていたのです。

クライアントのビジネスマンのなかで最も多いのは、注意機能が低下している人です。寝不足や過労だったり、あるいはストレスを抱え込んでいたりすると、意識は散漫になるものです。結果、注意機能は低下します。電車の各駅停車に乗らなくてはならないのに、何も考えずに急行電車に乗ってしまったり、あるいは反対方向の電車に乗ってしまったり……そんな人は注意機能が低下していると考えてください。

私は認知機能検査の結果を見なくても、過去の経験から、クライアントは何が得意で何が苦手か、おおよそのことは分かります。認知機能の結果を見ると、私の予想通りの結果になる人が大半です。しかし、なかには予想外の結果が出る人もいます。

あるときは、注意機能が低いと思っていたら、実は平均以上だったという人がいました。おそらく注意機能は高いのですが、それをうまく活用できていなかったのでしょう。

だからこそ、この検査は重要なのです。

議論すると認知機能をすべて使う

さて、会話が苦手な人は認知機能が低下しているといえましょう。

一方的に話すのではなく、誰かと会話したり、あるいは議論をするときには、実は多くの認知機能を使っています。たとえば自分の意見を相手に伝える際には、言語流暢性が必要になります。また、言葉を発するときは、頭のなかで自分の考えをまとめなくてはなりません。そのときには遂行機能が必要になります。逆に、相手の話の内容を理解するためには注意機能が必要になります。

また言語性記憶は、話の内容に関連した知識や過去の経験を思い出すときに使います。たとえば、同僚が「こんな企画を考えているがどう思う?」と相談してきたとします。すると、自分が過去に考案した企画や成功させた企画などを思い出しながら意見を述べるはず。このように、過去を思い出すときに必要となるのが言語性記憶なのです。

要は、話のテーマに応じた知識を使い、人に何かを伝えるための機能が言語性記憶なのですが、もしこの機能が低下していると、スムーズに会話することができません。また会話においては、相手が話す内容を瞬時に記憶していきますが、その際には作動性記憶を使うことになります。

以上のように、議論や会話においては、すべての認知機能を使います。医学博士で脳内科医の加藤俊徳《かとうとしのり》氏は、著書『50歳を超えても脳が若返る生き方』(講談社+α新書)で、以下のように書いています。

〈女性は近所づき合いも活発で、暇があると井戸端《いどばた》会議をするもの。こうした井戸端会議では、他愛《たわい》もない話や噂話《うわさばなし》をしているのでしょう。そう考えると、無意味な時間を過ごしているようですが、そんなことはありません。人と話をすることで情報の収集能力や拡散能力が養われ、それと同時に脳も活性化するからです〉

やはり、会話で脳は鍛えられると考えて良いでしょう。

好かれる人は注意機能が発達

ところで会社には、上司に好かれる部下と嫌われる部下がいると思います。上司に限らず、人から好かれる人は、言語流暢性と注意機能が高い傾向があります。要は話し上手であり、人の気持ちを察することができる人。また、注意機能が高い人は、聞き上手でもあります。第四章で解説するアサーションのスキルを習得すれば完璧に近づき、異性からもモテるようになるでしょう。

しかし本当の人気者は、たとえば居酒屋での合コンで、サラダを取り分けるときにも実力を発揮します。サラダを食べるか皆に聞く際には言語流暢性、何人食べるか把握するのには注意機能、加えて実際にサラダを取り分けるのには遂行機能を使います。

この言語流暢性は、トレーニングすれば、誰でも向上します。文章を音読するのはもちろん、誰かに音読してもらった文章を聞いて、その内容を書いてまとめるのでも効果があります。

逆に人から嫌われる人は、遂行機能と運動機能が欠けている可能性があります、いつも遅刻する、他人から鈍臭《どんくさ》いと思われている人は、だいたいこの二つの能力が低下しています。

ちなみに、面倒臭がりの人も、遂行機能が低下しているかもしれません。クライアントのなかにも、やらなければならない大事な仕事を後回しにしてしまう人がたくさんいます。これは性格ではなく癖。では、なぜそんな癖がついてしまうのかというと、遂行機能の低下によって段取りができない脳になっているからです。いま自分が抱えている仕事の優先順位を決めることができず、結果として、大切な仕事を後回しにしてしまうのです。

スポーツでもビジネスでも、正しい優先順位を付けて行動するには、価値観がしっかりしていなければなりません。自分にとって何が大切か、まずはそれを知る。その次に段取りを組むように心掛けてください。

それから、金遣いが荒い人も遂行機能が欠如しています。もちろん、ストレスが溜まっているときに衝動買いしてしまう、などということは、誰にでもあることでしょう。ただ、慢性的に金遣いが荒いのは、自分でプランが立てられていない証拠です。仕事が残っているのに誘惑に負けて飲みに行ってしまう人も同様です。

認知機能から見たオススメ職業

七つの認知機能の発達度によって、どのような職業に向いているのか、それをある程度は提示することもできます。

まずは言語流暢性が発達している人。他人に意見や考えを伝える力があり、表現力も高い。だから人と話す仕事、つまり営業職やショップの店員、あるいはバーテンダーなどが天職だといえましょう。

多数のお客さんに合わせて、話す内容をそれぞれ変えなければなりません。話題を選び、スムーズに会話する必要があるのですが、言語流暢性が高い人には可能です。加えて注意機能も発達していると、客の表情から求めていることを洞察できるので、より良い接客ができると思います。

次に空間認知機能の数値が高い人。この場合は自動車の運転手、あるいはデザイナーなどが向いています。ただ、デザインに必要となる色のセンスに関しては、注意機能も必要になります。

運転手とデザイナーに同じ認知機能が求められるというのは、少し妙な感じがするかもしれませんね。

まず自動車を運転するには、車体の大きさや道の広さを意識しなくてはならず、当然、空間認知機能が求められます。駐車場にバックで止めるのが苦手な人は、この機能が低下している可能性が高いわけです。

一方、デザイナーは、洋服でも、商品のパッケージでも、そのウェブサイトでも、何かをデザインする際にバランス感覚が必要になります。実は、それを担うのも空間認知機能なのです。そのため、空間認知機能が低下していては、美しいビジュアルの作品などは作れないでしょう。

ちなみに自動車の運転には、その他の認知機能も必要です。危険を予測するのには注意機能や遂行機能、ハンドル操作や状況に合わせてペダルを踏むのには運動機能を使います。ブレーキペダルを踏み込むタイミングが遅く、ヒヤッとした経験がある人は、ひょっとしたら、運動機能が低下しているのかもしれません。

ところで自動車の運転は、とても効果的な脳トレになります。だから、ドライブを趣味にするのはたいへん良いことだといえましょう。また、同乗者がいれば話をするでしょうし、ラジオや音楽を聴くこともあるでしょう。このように、人と話しながら、あるいは音楽を聴きながら運転するのは、さらに認知機能を使うことになります。結果、脳が大きな刺激を受けることになるのです。

次に運動機能の数値が高い人は、建築業やシステムエンジニア、あるいは裁縫など、手先を動かす仕事が向いています。

人間は脳から指令を受け、身体を動かします。脳は常に情報をアップデートしているので、たとえば財布から小銭を出すときに床に落としてしまうと、脳は瞬時に手を伸ばして小銭を拾うように指令を出す。このとき、運動機能が絡んできます。当然、手先や身体を動かす人には運動機能が求められます。

また注意機能が高い人は、たとえば美容師が向いています。髪を切るとき、美容師は、お客さんと話し、髪質や好みにも気を配らなくてはなりません。忙しい日には同時に数人のお客さんの相手をすることもあるでしょう。パーマの器具をセットしたあと、別のお客さんの髪を洗うというように。つまり、様々な仕事を同時にこなすわけです。このとき、注意機能が必要になります。当然、髪を切るという行為には、最低限の運動機能も必要になります。

この注意機能が備わっている人は、ヒット商品を生み出す力もあります。ヒットメーカーは、まず遂行機能で未来を予想。ただ、それを具現化するには、世の中のニーズを分析しなければなりません。たとえば二〇代のＯＬをターゲットにした商品を開発する場合、ＯＬたちの多くが何を求めているのか、よくリサーチして回答を導き出す力が必要になります。このときに必要なのが注意機能です。

次に、言語性記憶が優れている人は、教師、科学者、医師など、膨大な知識を頭のなかに蓄積することが必要な職業が向いています。ただし、教師と科学者・医師には、一つ大きな違いがあります。それは言語流暢性の状態です。

教師は毎日、授業で生徒に向かって話をします。授業内容を分かりやすく伝えなければならないため、当然、言語流暢性が発達しています。しかし、科学者や医師は研究や診察が主な仕事で、話す機会は多くありません。病院で病状の説明を受けたときに、医師が何をいっているのか分からなかった、などという経験はありませんか。そうした医師は、言語流暢性が欠けているのです。

医師の脳には難しい医学知識がインプットされています。それを噛み砕いて、分かりやすく患者に伝えるとしたら、教師が持っているような言語流暢性が必要なのです。

また言語性記憶が発達している人は、アナログレコード店やアンティークショップの店員など、一部のマニアックな客を対象にしたお店で働くのもお勧めです。この手の店の店員には、膨大な知識が求められるからです。

ここまで、認知機能の特徴ごとに最適な職業を紹介してきました。とはいっても、自分の能力に合った職業に就ける人ばかりではありません。言語流暢性が低いのに営業職に就く人や、空間認知機能が低いのに運転手になる人もいるでしょう。ただ、そうした環境に自分の身を置いて、経験を積んでいけば、それに必要な認知機能は、ある程度は向上します。心配しないでください。もちろん、よりパフォーマンスを上げたいなら、NFBにトライするしかありませんが。

社長は作動性記憶が苦手

さて、社長や経営者の場合、まず言語流暢性が高くなくては話にならないでしょう。組織のトップとして仕事をする人は、社員に的確な指示を出し、実行してもらう必要があるからです。

加えて必要なのは注意機能。社員の能力を把握する際に必要になります。これは経営者に限った話ではなく、ある程度の数の部下を従えて仕事をする管理職の人も同様です。部下に頼みたい仕事が一〇個ある。その際、部下の能力や実績を思い出しながら、先を見越して誰かに仕事の指示を出す。そのときに必要になるのが遂行機能です。

また、仕事を振ったときの部下の表情や態度などを見て、心情を察してあげなくてはなりません。上司こそ、部下の心情に気を配り、あるいは組織内の人間関係を把握しなければなりません。そのためには注意機能が重要になります。

それから組織のトップに立つ人は、咄嗟《とっさ》に決断しなければならないケースが多いものです。当然、頭の回転が速くなければならないのですが、これは運動機能に左右されます。有能な社長は、これらの能力に長《た》けています。

一方、社長や経営者、あるいは部下を従える人間が苦手としているのが、実は作動性記憶の部分です。「社長に報告しておいたのに、聞いていないといわれた」「上司に相談したのに、覚えてくれていなかった」などということは多々あるのではないでしょうか。実際、組織のトップにいる人は、多くのことに対応しなければならないため、細かい話を忘れる傾向があるのです。

考えてみると、だからこそ社長の横には秘書がいるのでしょう。ということは、秘書は認知機能が高くなければ務まらない難しい仕事だといえます。

注意機能が高い日本人

ところで日本人は、全体的に注意機能が高いほうだと思います。なぜなら日本人が得意とする気配りは、注意機能が備わっていなければできない芸当だからです。また、接客業で最高のおもてなしができる人も、注意機能が高いといえましょう。

ただ、注意機能だけ高すぎると、ストレスの原因にもなります。たとえば注意機能の場合、BACS－J認知機能検査の数値が三・〇〇に達してしまうような人は、日ごろ人と接するうえで、大きなストレスを感じているはずです。すなわち、他人のミスや行動が目に付きすぎてしまうのです。

あるいは自分のちょっとした発言によって相手の表情が微妙に変わった瞬間、すぐに気付いてしまう。すると「いま何か悪いことをいったかな」と邪推《じゃすい》し、疲れてしまうのです。ということは、やはりバランスが大切ですね。

ただ、言語流暢性だけが高い人は、あまりストレスを感じることがありません。しかし周りの人からは、「こいつ、本当にうるさいな」「ずっと喋っているじゃないか」と煙たがられてしまいます。注意機能が発達していないと、状況に応じて適切な対応をすることができないのです。

言語性記憶と作動性記憶の鍛錬法

さて、ここからは二人の事例を見ていきます。まずは九五ページの三〇代男性のグラフを見てください。

トレーニングする前（二〇一六年一月）の数値は下の線です。〇・〇〇が同世代の平均値。この男性は言語性記憶がマイナス一・二八、そして作動性記憶がマイナス一・九二と、かなり苦手な分野で、言語流暢性もマイナス〇・二四と、やや苦手にしています。一方で、運動機能は〇・一五、注意機能は〇・四九、遂行機能は〇・四四と、得意にしていました。

数値が一・〇〇を超えていたら、その認知機能はかなり高いといえます。もし言語流暢性が一・〇〇を超えていた場合、その人自身も「私は喋りが得意だ」と実感しているし、周りの人も「あの人は話し上手だ」と評価していることでしょう。マイナスも同様で、作動性記憶がマイナス一・〇〇を下回っていたら、周りの人は「あの人はいわれたことをすぐに忘れる」と評価しているはずです。

次に、約一年半にわたってトレーニングを続けたあと（二〇一八年六月）の数値を見て

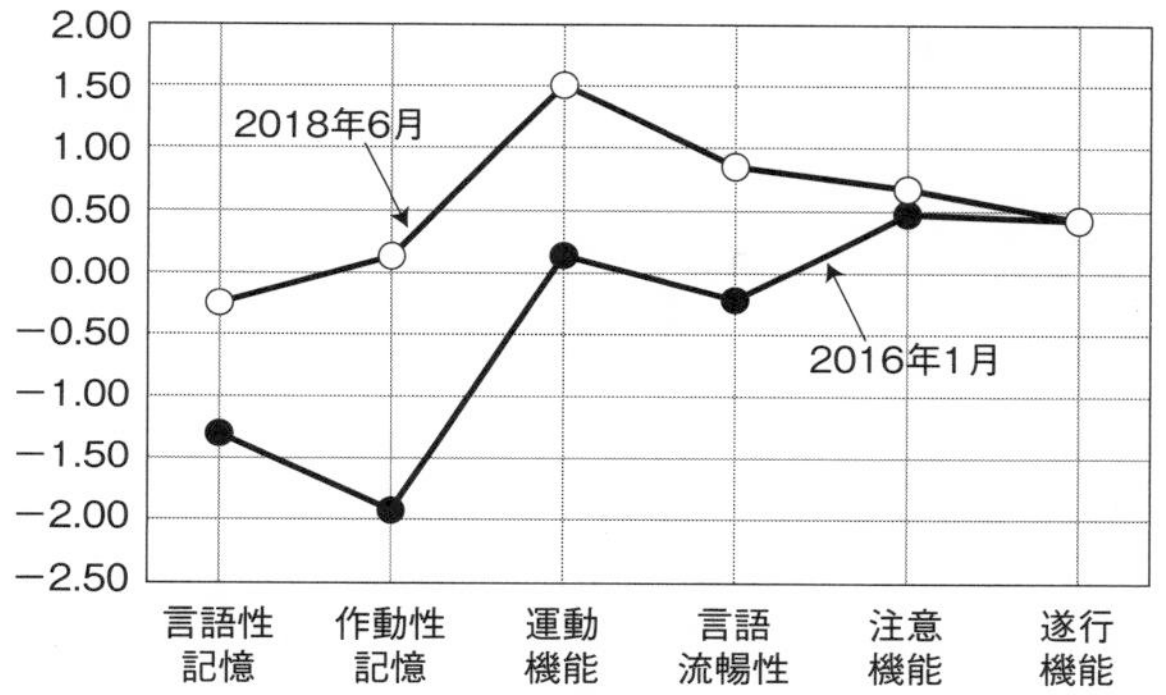

30代男性のトレーニング前後の検査結果　BACS-J認知機能検査

ください。苦手だった言語性記憶はマイナス〇・二七、作動性記憶は〇・一六、言語流暢性は〇・八六まで向上しています。作動性記憶が最も低かったこともあり、トレーニング時間に加え、私生活でも、暗算の課題をこなしてもらいました。また、言語流暢性を高めるために作文も書いてもらいました。その結果、この二つの機能が最も大きく数値を伸ばしたのです。

トレーニングを始める前の男性は、私が何を聞いても明確な回答をできず、話し下手《べた》な印象がありました。しかし、一年後には質問に答えられるようになっただけでなく、自分の意思や考えをスムーズに語れるようになりました。

それから、この男性は仕事でミスが多かったといいます。しかし、作動性記憶が向上したことで、そのミスも劇的に減少しました。

ちなみにトレーニング前の所見と今後の課題として、私は以下のように伝えました。

「トレーニング前の結果と比較すると、言語性記憶、作動性記憶、運動機能、言語流暢性が向上しています。自分の考えや思いを伝えやすく、アイデアが出たらすぐに行動に移しやすい状況にあるといえます。

トレーニングでは折り紙をしました。これは運動機能と作動性記憶を向上させます。また折り紙の手順を覚え、思い出しながら折ってもらうと、言語性記憶が高まります。それから作文を書き続けたことで、言語流暢性の向上につながりました。

ただ、注意機能と遂行機能の数値には、あまり変化がありませんでした。手帳に毎日の活動を記録する習慣を付けましょう。仕事や遊びなど行動別に色分けして書くだけでも、注意機能が鍛えられます。その日に行った場所、体験したエピソード、食べたものなどを頭のなかで映像として思い出しながら書いてください。

加えて、日々何かをする際には計画を立て、そして行動するたびに、そのメリットやデメリットを考える癖を付けてください。それだけで遂行機能が向上します」

以上のように今後の改善点を意識してもらいました。こうして認知機能を全体的にアップすることが可能になるのです。

営業成績一位になった広告マン

次は、二〇代の男性のトレーニング前（二〇一八年九月）の検査結果です。九九ページのグラフを見てください。先述の三〇代の男性よりも極端な結果でした。

まず、運動機能がマイナス二・一三で注意機能はマイナス一・三五と著しく低い一方、言語性記憶が一・一八で言語流暢性は二・二四と極めて高い数値でした。この結果が示す通り、非常におしゃべりな人でした。ただその一方で遂行機能が低いので、脈絡がない話をしがちになります。

要するに、流暢に言葉を発する力はあるのですが、相手に分かりやすく伝える力がない。「喋ってばかりで、本当にうるさい奴《やつ》だな」と思われてしまうタイプです。だから一言で終わる話をダラダラと話すことになります。相手によっては「で、何がいいたいの？」と、イライラを感じてしまうでしょう。私が一つ質問をすると、回答するだけでなく、関係のないことまで話し続けるような状態でした。

これは、注意機能が極めて低く、相手の事情を察することができなかったせいです。実際、彼は友人や家族から「うるさい」といわれることが頻繁《ひんぱん》にあったそうです。

そんな男性に、どのようなトレーニングを行ってもらったか。まずは運動機能を鍛えるため、図形や文字の描き写しです。ペンを持って絵や文字を書くのは、運動機能を鍛えるのにもってこいのトレーニングです。また注意機能を鍛えるため、第三章で紹介するトレーニングなどを行いました。

すると六ヵ月後の二〇一九年二月、数値は劇的に変わりました。運動機能が〇・四二にまで、注意機能は〇・二三にまで上がったのです。それだけではありません。もともと得意だった言語系の機能もさらに上昇し、全体的に高い数値になりました。

こうなった理由は、日ごろから意識して絵や文字を描いていたことに加え、生活習慣を整えたことです。以前は徹夜や深酒をすることが多く、加えて運動不足だったといいますが、そうした生活をやめて、規則正しい生活を送るようになりました。

この男性の職業は広告の営業マンです。もともと営業成績は悪くなかったそうですが、トレーニングを経たいま、なんとナンバーワンの成績を取り続けているといいます。

NFBに取り組む前も、クライアントと商談することは得意だったのですが、以前は自

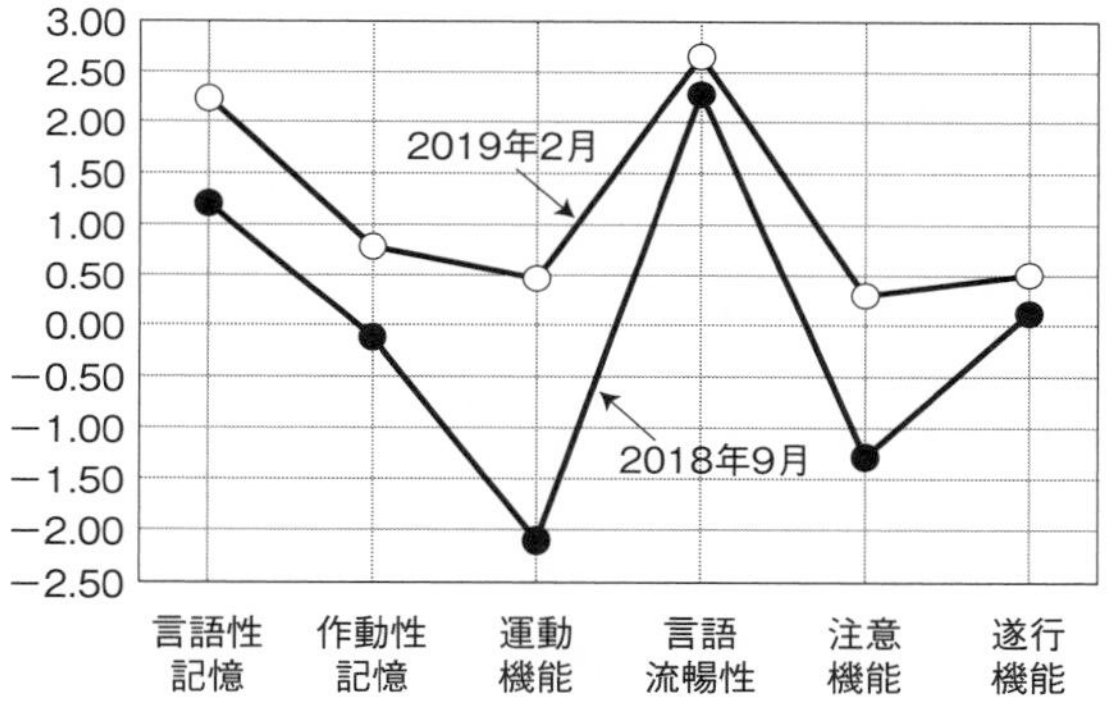

20代男性のトレーニング前後の検査結果　　BACS-J認知機能検査

分で話してばかりいました。しかし現在は、相手の表情や言動に注目するようになったといいます。すると、相手が何を求めているかを察することができるようになった。まさにこれは、注意機能が向上したからこそ可能になったことです。

また、以前は集中力がなく、書類作りなどのデスクワークが苦手でした。これも運動機能と注意機能が低下していたからです。ところが現在は、一気に集中してデスクワークをこなせるようになりました。

トレーニングを終えた所見と今後の課題は、以下の通りです。

「全体的に数値が大幅に上昇しました。日常生活においても、いろいろなことに気付けるようになりました。一方で、得意・不得意の波形自体は、概《おおむ》ね前回と同様の形をしています。そのため相対的に低い結果となった運動機能、注意機能、遂行機能を伸ばしていくことが今後の課題です。

具体的には、一つのことにできるだけ正確に取り組むこと。また、私生活では意識してオンとオフのメリハリを付けるようにしてください」

他にもNFBを通じて変わった人はたくさんいます。NFBスタジオ横浜には様々な職業や年齢のクライアントが来られますが、目的もそれぞれ違います。仕事のパフォーマンスを向上させたいという人もいれば、心の病を改善したいという人もいます。

そこで本章の最後に、どのような目的でNFBを始め、どのような効果があったのか、様々な例を紹介していきましょう。

女性恐怖症を克服した男性

「女性と付き合いたい、結婚したい」と願う三〇代の男性が来ました。

この男性は完全に引っ込み思案な性格で、それまで女性と付き合ったこともなければ、女性と二人で外出したことさえありませんでした。脳波を検査すると、言語流暢性、言語性記憶、注意機能、そして遂行機能の数値が著しく低い状態でした。

加えて、女性に限らず、普段から人との接触を避けてきたそうです。これでは会話したり、あるいは相手に配慮したりする経験も極めて少なかったはず。これらの機能が向上しないのも当然でしょう。

この男性に限らず、女性が苦手な男性は、総じて自分の気持ちを相手に伝えることも苦手です。特に、言語流暢性が欠落しているケースが多い。だから、まず、その部分を鍛えるのです。そうして話ができるようになると、徐々に自信が付いて、女性を誘えるような心理状態になっていくのです。

そこで、この男性に対しても、言語流暢性のほか、苦手だった認知機能の向上に重点を置いてトレーニングを続けました。すると三ヵ月ほど経ってから、徐々に効果が表れました。トレーニングで脳波が安定し、認知機能の能力が目に見えて高まったのです。それと同時に、自分に自信が持てるようになりました。

すると彼は、結婚相談所に登録するようになりました。これまで、ただ「女性と付き合いたい」と考えるだけで何も行動に移せなかった男性が、たった三ヵ月で大きく変わったのです。

結婚相談所で紹介を受けた女性とは、デートに誘うことにも成功したとのこと。彼は、以下のように語ってくれました。

「これまで私は、女性を前にすると黙り込んでしまいました。しかし、認知機能で言語流暢性の数値が向上したことを思い出しました。すると『自分は話ができるようになったはずだ』と勇気付けられました。そして実際に、緊張することなく、女性と話をすることができました」

まだ結婚には至っていないようですが、大きく進歩したのです。

音感が向上したミュージシャン

三〇代の女性で、幼少からピアノを続け、現在はピアノ教室で働いているクライアントがいます。彼女は少し発達障害の傾向があり、人間関係を改善させることを目的に私のスタジオに来られました。

他のクライアントと同様に脳波を測定したあと、低下していた言語流暢性や注意機能を改善させるトレーニングを続けました。そして毎回カウンセリングを行っていくと、この女性には驚くべき変化がありました。なんと、音感まで向上したのです。

もちろん、音感を上げるためのトレーニングなど一切行っていません。理由は明確ではありませんが、NFBによって、ここぞという場面でゾーンに入りやすくなったのだと推測しています。

そう、つまり、安定した脳波を出すようになったわけです。あるいは言い換えるなら、集中力が増したということでしょう。結果、音に集中できるようになり、それによって音感が向上したと感じるようになったのでしょう。

頭痛が改善した五〇代の男性

慢性的な偏頭痛《へんずつう》に悩まされていた五〇代男性は、主治医に勧められてやってきました。もともと頭痛には波があったそうで、頭痛が続くときもあれば、治まるときもあった。そのため、NFBの効果を実感するまでには時間がかかったといいます。しかし、数ヵ月経ったころから、頭痛を発症する頻度がはっきりと低下したのだそうです。

ちなみにNFBは、頭痛の改善に効果があるという点も指摘されています。頭痛のときは、痛みを感じる部分から強いベータ波が出ています。つまり、頭痛を感じる脳にはベータ波を出す癖が付いているわけです。だからNFBで、その癖を調整していく。アルファ波などの脳波を強く出すよう癖を付けていくのです。

もちろん、それで偏頭痛が完全に治るわけではないし、個人差もあることでしょう。この男性は、NFBに加えてカウンセリングで、ストレスも緩和させました。それも頭痛の軽減につながったのだと思います。

過集中が治った経理マン

何事においても夢中になって時間を忘れてしまう、そんな症状を過集中といいます。貿易会社で経理を務める二〇代の男性は、この過集中に悩まされていました。デスクワークをしているときは集中できるものの、リラックスすることができず、常に疲労に悩まされていたといいます。また、仕事中に話しかけられても気付かないことがありました。

それだけではありません。休憩時間に同僚といるときも、仕事のあとに上司と飲みに行ったときも、別のことに注意が向いてしまうのです。だから、「おい、話を聞いているのか？」などと怪訝《けげん》な顔で聞かれることもしばしばあったそうです。当然、それでは人間関係はうまくいきません。

実は、この男性は病院に通っており、アトモキセチンを処方されていました。アトモキセチンはＡＤＨＤの薬ですが、服用すると症状は改善したといいます。しかしこの男性は、薬を使わない生活を送りたいと考え、ＮＦＢに取り組む決意をしたのです。すると四〜五回目のトレーニングから、少しずつ過集中の症状がなくなってきたと実感したそうです。注意機能が高まり、周りの状況が見えるようになったからです。

男性は以下のように語っています。

「自分で気持ちや身体をコントロールし、意識的にリラックスできるようになりました。だから仕事にも、以前よりは落ち着いた心で向き合っています。いまはもうアトモキセチンも不要になりました」

男性はいまもＮＦＢスタジオ横浜に通い、後述するアサーションなどを学んでいます。このアサーションとは、コミュニケーション能力を向上させるスキルです。

最初にこの男性と会ったときは、少し話しただけで、精神が不安定であることが分かりました。薬を飲んでいたとはいえ、過集中を自覚していたため、焦りもあったのだと思います。そわそわしている印象も受けました。

しかし、いまではまったく問題ありません。コミュニケーション能力もどんどん向上しており、会社では大きな仕事を任されるようになったそうです。

対人恐怖症を克服した女子高校生

一〇代の女子高校生は対人恐怖症がひどく、家に閉じこもっていました。学校に通うこともできず、藁《わら》にもすがる思いで、ＮＦＢを始めました。

彼女の場合、注意機能の数値が異常に高すぎました。そのため、人の表情や声のトーンなど微妙なところから相手の心情を察してしまい、それが大きなストレスになっていたのです。また、言語流暢性や遂行機能が低く、そのため話が苦手だったことも、対人恐怖症をより深刻にさせていました。

そこで、自身の認知機能の状況をよく理解してもらったうえで、カウンセリングを続けました。効果があったと感じたのは一〇回目からだといいます。実際そのころから、よく話すようになってくれました。人に対する恐怖も、どんどん抜けていったようです。

これは、弱点だった言語流暢性や遂行機能が向上したからです。相手の表情ばかり気にして黙り込むのではなく、自分の意見を述べる自信が付いたのです。

彼女は当時のことを振り返り、以下のように語っています。

「トレーニング前は他人が怖く、人混みに入ることにも恐怖を感じていました。でも、自分の考え方の癖、不安になる原因を知ったため、徐々に人に見られることや、人と言葉を交わすことに慣れていきました。林先生とのセッションで克服できたと考えています。すると次第に、友人や親戚、あるいはコンビニの店員といった知らない人とも、普通に話ができるようになりました。結果、トレーニングを始めてから四ヵ月くらい経ったときから少しずつ学校に通えるようになり、七ヵ月後には完全に復学できました」

彼女は最初、俯《うつむ》き加減で、何を聞いてもボソボソと答えるだけでした。が、いまではニコニコしながら、自分から話しかけてきます。また保護者の話では、家でも冗談ばかりいっているそうです。

人前で緊張しなくなった大学生

次は二〇代の男性。彼は大学に通っていたのですが、以前から集中力が続かず、勉強にも身が入らなかったそうです。また、大学の講義では人前で意見を発表する機会が多かったそうですが、緊張でまともに話ができなかったといいます。彼は大学の卒業時、いまのままでは社会で通用しないと考え、ＮＦＢに興味を持ったそうです。

そんな彼に、「あなたは落ち着きがない性格だから、それを治しなさい」「あなたは緊張しやすい性格だから、場数を踏んで慣れなさい」といったところで、それが改善されることはありません。下手をしたら、ますます恐怖心を抱く可能性もあります。だから、性格で片付けるのはいけません。なぜ集中力がないのか、なぜ緊張しがちなのか、脳を見て明らかにしていくべきなのです。

彼の場合、ベータ波がかなり強く出る傾向があり、ちょっとしたことですぐに緊張状態に陥りがちでした。だから集中力が長続きしないのです。加えて注意機能が高く、周りの目ばかり気にする一方、言語流暢性が低いので話し下手。対人恐怖症の女子高校生に似たタイプでした。

こんな彼にもまた、自分の脳の癖や特徴を理解してもらいました。そのうえで、第一章で紹介したNFBトレーニングを行いました。脳波計を着け、強く出すぎる傾向があったベータ波を抑え、いわゆるゾーンに入る感覚を覚えていってもらったのです。

次に、脳波が理想の数値に落ち着くと音が鳴るよう機器を設定し、様々な課題を行いました。集中力がないということで、第三章で紹介するような、図形を描いたり文字を書いたりするトレーニングも続けました。すると、どうでしょう。ストレスがかかるような状況下でも、脳波は安定するようになったのです。

彼の話では二〇回ほどトレーニングを行ってから、気分が楽になったそうです。そして現在では、人前で意見を発表するときでも、強く緊張することはなくなりました。

また同時に、言語流暢性や遂行機能を中心に、認知機能をバランス良く高めるトレーニングも行いました。結果、人と話すときにも大きな声を出せるようになったといいます。加えて、初対面の人と話すときにもストレスを感じなくなりました。その理由を彼に聞いてみると、自分に自信が持てるようになったから、とのこと。ＮＦＢを通じて生まれ変わったと、はっきり自覚しているのです。

睡眠障害が解消した二〇代女性

毎晩眠れず悩んでいる二〇代の女性がいました。寝床に入ってもなかなか眠れず、やっと入眠しても、すぐに目が覚めてしまう。また、朝の目覚めも悪く、なかなか布団から出られなかったそうです。当然、仕事にも支障を来していました。

彼女の脳波を計測すると、やはりハイベータ波が強く出ていました。一方で、アルファ波は弱い。つまり、リラックスできていない状態が長続きしていたのです。

ところが一歩、家を出ると、睡眠不足のせいでシータ波が強く出ます。そのため、通勤時の電車ではウトウトしてしまい、会社に着いても眠気に負けて、仕事が捗らないことが多々あったといいます。

睡眠障害の原因は、彼女の生活習慣にありました。生活習慣の重要性については第五章で述べますが、仕事を終えて帰宅してもリラックスできていなかったのです。残業が多く、たまに早く帰れたときにも仕事のことが頭から離れず、そうしたことも原因だったと思います。

彼女には目を閉じてリラックスすること、腹式呼吸をすることをアドバイスしました。また、有酸素運動を推奨し、なるべく歩くようにしてもらいました。

いつも彼女は昼休みにコンビニで弁当を買い、オフィスで食べていたといいます。しかし、可能な限り遠出して外食し、その後は時間いっぱいウォーキングをするようにしてもらいました。

またトレーニングの際には、どういう状況で何をすればアルファ波が強く出るのか、実際に脳波計を装着しながら学んでいきました。すると彼女は、徐々にリラックスできるようになったのです。

現在、彼女はよく眠れるようになり、同時に仕事中に睡魔に襲われることもなくなりました。それに加えて、以下のように語っています。

「集中すべきときに集中できるようになりました。そして、気持ちを切り替えられるようにもなりました」

彼女もまた、ゾーンに入りやすくなったようです。だからこそ、仕事のパフォーマンスも上がりました。また、気持ちを切り替えられるからこそ、オンとオフの線引きができるようになり、リラックスすべきときに休息できるようになったのです。

記憶力を取り戻した四〇代女性

記憶力が低下していることに悩んでいた四〇代の女性は、それを改善するために私のもとを訪れました。ついさっきやろうと思っていたことを忘れてしまう、さらに子供を何時に寝かしつければ良いのかも忘れてしまう、それほどの状態でした。当然、いつも大きな不安を感じ、日常生活を送るのも困難になっていました。

この人の場合はシータ波とデルタ波が強く出る傾向があり、常にボーッとしていました。また、短期的な記憶を司《つかさど》る作動性記憶と注意機能の数値が著しく低かったのです。だからこそ、物忘れがひどく、記憶力も低下していたのです。そこで、脳波計を装着してローベータ波を出すトレーニングを続けました。

また、作動性記憶を向上させるトレーニングも加えました。このトレーニングは、私が簡単な話をしたのち、その話に関する問題を出して答えてもらうというもの。詳細は第三章で紹介します。

このトレーニングでは、話を聴きながら、その瞬間に記憶していかなくてはなりません。作動性記憶が低下していると、これが非常に難しいのです。

当初、彼女はほとんど答えることができず、同時にストレスを感じてハイベータ波が強く生じるなど、脳波が乱れていました。しかしトレーニングを続けるうちに、作動性記憶はどんどん鍛えられました。

このトレーニングは、要するに脳トレです。脳は使うことによってのみ鍛えられるのです。

現在、彼女は記憶力をほぼ完全に取り戻し、生活に不安もなくなったそうです。そして、以下のように印象的なことを語ってくれました。

「脳トレをすればするほど、自分の機能が向上していくことがデータで分かります。また普段の生活からも、それを実感できます。結果、楽しくトレーニングを続けることができました」

以上のように、私はクライアントの様々な問題点を解決してきました。そして、NFBの効果は、よほどのことがない限り継続していきます。

極度の睡眠不足や乱れた食生活を続けたり、あるいは家族の不幸などといった精神的な傷を負ったりしたら、効果が減少することはあります。ただ、そうしたケースでも、再びNFBトレーニングを行えば、すぐに脳は理想的な状態を思い出してくれるのです。

第二章のポイント

- 自身の認知機能の得意・不得意を理解すると、仕事の効率がアップ
- 寝不足や過労は認知機能が低下しやすい

第三章　認知機能を鍛えるトレーニング

新聞を使って行うトレーニング

前章では認知機能の特徴について解説しました。仕事のパフォーマンス向上や人間関係の改善に、認知機能が大きく作用するということをお分かりいただけたと思います。

そこで本章では、具体的に認知機能をどう向上させるべきなのか、実際にNFBスタジオ横浜で行っているトレーニングを紹介していきます。自分も自宅で実践可能だと思うものがあったら、ぜひ日々の生活に取り入れてください。それを習慣にすれば、認知機能は確実に高まります。

まず、言語性記憶、作動性記憶、注意機能を鍛えるトレーニングです。下記の物語を一度だけ読んで、内容を記憶してください。もし可能ならば、誰かに音読してもらうと、さらに良いでしょう。目で見るよりも音で聞いたほうが難易度は上がり、効果も大きくなるからです。

〈美保《みほ》ちゃんと健太《けんた》くんは、四月一九日の美保ちゃんの誕生日に合わせて遊園地に遊びに行きました。

まず入り口で入場券を買いました。入場券は一人四〇〇〇円でした。美保ちゃんは小柄なので、受付で子供と間違えられました。

ゲートをくぐり、二人はまずジェットコースターを目指しました。ジェットコースターに乗り込むと、前の席にパンダの着ぐるみを着た人がいました。

ジェットコースターを降りて、園内を見て回りました。喉《のど》が渇いたので、美保ちゃんはコーラ、健太くんはコーヒーを買いました。

美保ちゃんのリクエストで、二人はお化け屋敷に入りました。健太くんはお化けにつまずいて転びました。

お化け屋敷を出たら、迷子の子供に出会いました。その子の名前は桃ちゃんというそうです。二人は、桃ちゃんを迷子センターに連れて行ってあげました。

お腹が空《す》いたので、二人は売店でパンを買って食べました。すると健太くんの食べていたパンから針が出てきました。健太くんはビックリしました。

日が暮れてきたので、健太くんは美保ちゃんを誘って観覧車に乗りました。観覧車のてっぺんで、健太くんは美保ちゃんに誕生日プレゼントを渡しました。プレゼントは美保ちゃんの大好きな遊園地のキャラクターのぬいぐるみでした。美保ちゃんは喜びました。

観覧車を降りると、外国人にカメラのシャッターを押してほしいと頼まれました。

二人は急流すべりを目指して歩いていると、迷子のアナウンスが流れてきました。「矢部健太くん、矢部健太くん」と放送がかかりました。自分と同姓同名だったため、健太くんは驚きました。急流すべりに着きましたが、混んでいたため二人は乗らないことにしました。

二人は一九時一〇分のバスに乗って帰りました〉

物語の内容がしっかり頭に入ったでしょうか。では、ここで以下の一〇個の問題に答えてください。ただし、上記の物語を読み直してしまったら意味がないので、自分の記憶だけで解答すること。もし可能ならば、問題も誰かに音読してもらうと良いでしょう。

【問題】
①誰と誰が遊園地に行きましたか？
②美保ちゃんの誕生日は何月何日ですか？
③入場料は二人でいくらかかりましたか？

④二人が利用したアトラクションを順番に書いてください。
⑤二人が諦めた乗り物は何ですか？
⑥健太くんの本名は何ですか？
⑦二人は何時のバスで帰りましたか？
⑧誕生日プレゼントは何でしたか？
⑨迷子センターに連れて行った子供の名前は何でしたか？
⑩この話を簡潔にまとめてください。

この問題では、主に言語性記憶を鍛えます。自分の記憶を思い出しながら解答していくからです。また、美保ちゃんの誕生日や帰りのバスの時間など数字も覚えなくてはならないため、作動性記憶も使うことになります。

解答は以下の通りです。

【解答】

①美保ちゃんと健太くん

②四月一九日
③八〇〇円
④ジェットコースター、お化け屋敷、観覧車
⑤急流すべり
⑥矢部健太
⑦一九時一〇分
⑧遊園地のキャラクターのぬいぐるみ
⑨桃ちゃん
⑩解答例＝四月一九日、美保ちゃんと健太くんは遊園地に行きました。二人は三つのアトラクションを楽しみました。美保ちゃんの誕生日だったので、健太くんはプレゼントをあげました。途中、迷子の子供を助けたり外国人から写真撮影を頼まれたりしました。健太くんが転ぶなどのハプニングもありましたが、二人は一九時まで楽しみました。

さて、いくつ正解できたでしょうか。全問答えられた人は少ないと思います。
ちなみに物語には工夫《くふう》がこらしてあります。たとえばパンを食べていると、「健太くん

の食べていたパンから針が出てきました」の部分。非常に印象に残りますが、問題には出てきません。しかし、こうした印象的な部分に囚《とら》われてしまうと、他のことが頭に入らなくなるのです。

また、「入場券は一人四〇〇〇円でした。美保ちゃんは小柄なので、受付で子供と間違えられました」と書いてあります。そのため、問題③の「入場料は二人でいくらかかりましたか？」の解答を一人分の「四〇〇〇円」と答えてしまった人もいるのではないでしょうか。

しかし、美保ちゃんは子供と間違えられただけです。したがって一人四〇〇〇円ずつ、合計八〇〇〇円払っています。認知機能が低下していると、「子供と間違えられました」の部分に囚われて誤答してしまうわけです。

言語性記憶、作動性記憶、注意機能が正常に働いていたら、半分以上は答えられるはずです。三個以下しか答えられなかったという人は、三つの機能が完全に低下しています。

ところで、このトレーニングには、新聞を使うこともできます。家族や友人に新聞記事を音読してもらい、次に上記のような問題を出してもらうのです。ぜひ、トレーニングとして活用してください。

話術を鍛える「しりとり」と日記

次は、言語流暢性を鍛える方法を解説します。スムーズに会話するには、当然、スラスラと言葉が出てこなければなりません。脳にインプットした言葉をアウトプットするトレーニングをする必要があるといえましょう。そこで効果的なのは、テーマを設け、それに沿った単語を可能な限り挙げる手法です。

たとえば果物《くだもの》の名前を挙げてみてください。制限時間は六〇秒です。思い付く限り、たくさん挙げてください。

さすがに一個も出てこないなんて人はいないはずですが、制限時間が六〇秒となると、大半の人は一〇個前後だったと思います。ただ、普段から人と話すことを生業《なりわい》とし、言語流暢性に長《た》けている人のなかには、二〇個以上挙げられる人もいます。

果物に限らず、国名、都道府県名、山手線《やまのてせん》の駅名など、テーマは何でもかまいません。言葉を思い出すトレーニングを繰り返すと、言語流暢性はどんどん向上していきます。

また、友人や家族と「しりとり」をするのも良いでしょう。ただし、ちょっとアレンジを加えた「しりとり」です。

普通の「しりとり」の場合、「しりとり」の次は「り」で始まる言葉を挙げ、「しりとり↓りす↓すいか↓からす」といった風に言葉をつなげていきます。しかし、これは簡単すぎて、脳は刺激を受けません。そこでルールを複雑なものに変えるのです。

まず「しりとり」から始め、頭文字の「し」で終わる言葉を挙げるのです。たとえば「おすし」。次は「お」で終わる言葉をいう。「しりとり↓おすし↓かつお↓あか」とつなげていくのです。

こうしてルールが難解になると、スラスラと言葉が出てこないかと思います。が、このように頭で考えてから言葉を挙げると、言語流暢性と作動性記憶が鍛えられます。この二つの機能に長けている人なら、すぐにルールに順応することができるでしょう。

また、日記にも大きな効果があります。日記を書くのは億劫《おっくう》に感じる人が多いかもしれません。しかし、気楽に書けば十分。たとえば「今日は商談がうまくいき、契約が取れた」といったように、今日の出来事を書くのです。

ただ、一つだけ心掛けてもらいたいのは、今日あったことに対してどう感じたか、自分の気持ちを付け加えること。あるいは一緒にいた人の気持ちを想像して書くと、さらに効果的です。もし上司と一緒にいたなら、「今日は商談がうまくいき、契約が取れました。

上司は笑みを浮かべていたので、喜んでいたようです」と書く。こうして一日を振り返りながら文章を書けば、言語流暢性は確実に向上します。

一日の日記の文字量は、一〇〇文字くらい書けたらベストですが、それが苦になるようならば、一言だけ書くのでもかまいません。今日一日を振り返りながら日記を書く、それを毎日続けることが大切です。

ちなみに言語流暢性を向上させるなら、やはり、おしゃべりをするのが一番です。一般的には、男性よりも女性のほうがこの機能は高い。それは、女性のほうが話し好きだからです。ぜひ気の合う友人や家族とたくさん話をしてください。ストレスも解消できて一石二鳥です。

仕事に欠かせない注意機能とは

仕事のパフォーマンスを向上させたり、人の気持ちを察したりするには、注意力を鍛えなくてはなりません。そこで効果的なのが次のトレーニング。①〜⑧の枠のなかには0〜9までの数字がランダムに並んでいますが、「足りない数字」が一つあるので、それを見つけてください。一つにつき一〇秒以内に見つけるよう心掛けてください。

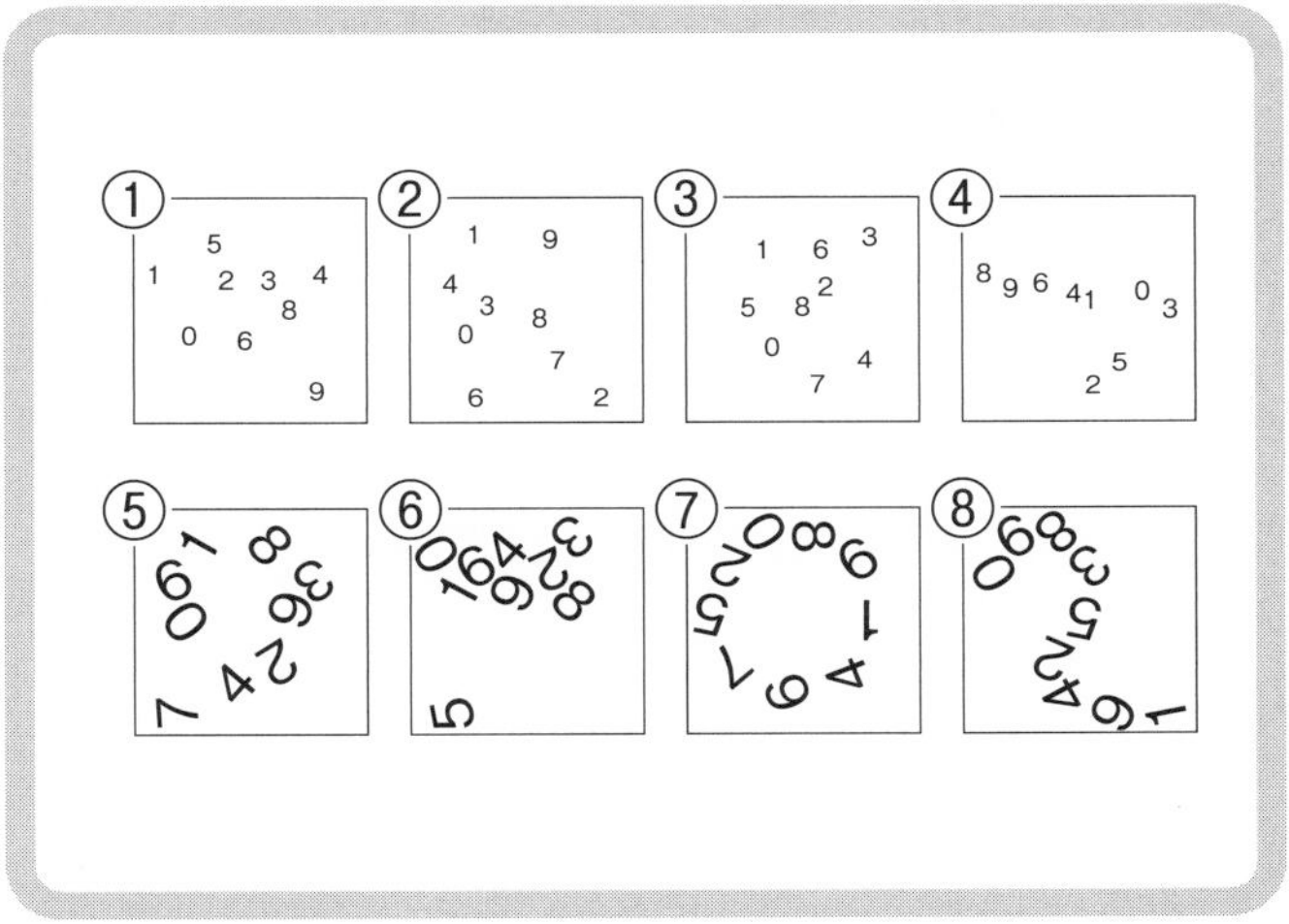

すべて一〇秒以内に見つけられたでしょうか。

おかしな点に気が付く――これは注意機能があってこそできること。普段からこのような間違い探しをするだけでも、注意機能は劇的に向上します。

仕事で書類などを作る際にミスしてばかりでは話になりません。完璧な書類を作るときには、やはり注意機能が必要になります。

また先述した通り、人の表情や声のトーンから心情を察してあげるのにも、注意機能が必要。この機能が欠けていると、気配りができず、周りからは自分勝手な人物だと思われてしまいます。積極的に鍛えるべき機能だといえましょう。

漫画を使って鍛える二つの機能

認知機能を上げるには、それぞれの機能の特徴を理解するとともに、日ごろからトレーニングすることが重要です。自宅で寛いでいるときや、仕事の空き時間にできることはたくさんあります。

私が推奨しているのは、字を書き写すことです。パソコンやメールばかりでなく、意識して手紙を書くこともお勧めします。あるいは絵を描くのも効果的。運動機能を鍛えられるからです。

書店に行くと、綺麗《きれい》な字を書くことを目的とした練習帳が並んでいます。ペン字や筆文字の練習帳など、様々な種類があります。この手の練習帳には、手本となる文字が印刷されており、それをなぞる、あるいは真似して書いていき、字を綺麗に書く癖を身に付けていくわけですが、このとき同時に認知機能も鍛えられます。私が推奨する理由もここにあります。

本書でも実践してみましょう。見本を参考にして、一二七ページの見本の下の枠内に、なるべく綺麗に字を書いてみてください。

またみんなで集まりたいね

最近は、英語の勉強に励んでいます

ご配慮いただき、恐縮しています

本当に楽しいパーティーでしたね

先日の旅行の写真を送りますね

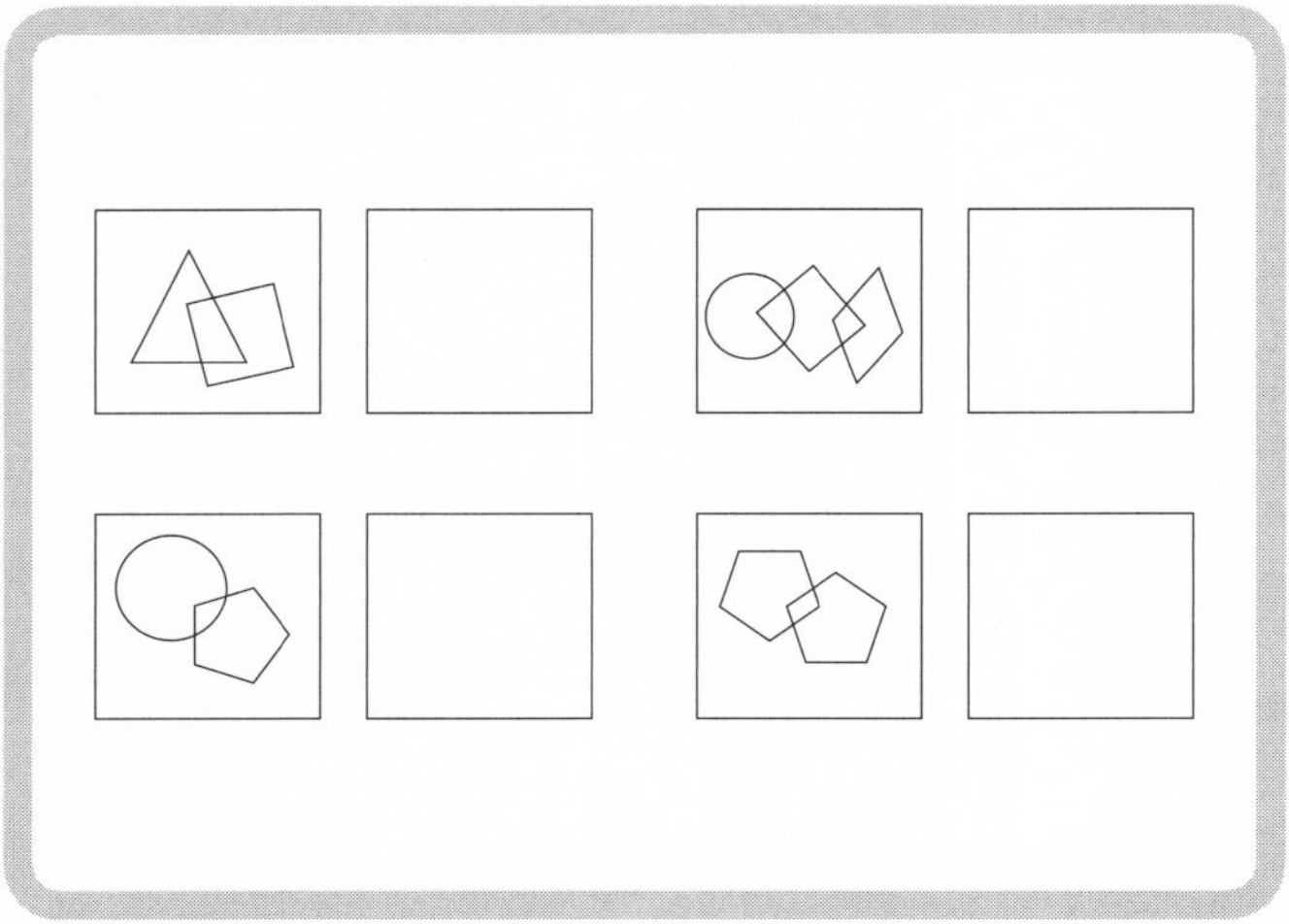

こうして手本を見ながら字を綺麗に書くだけで、三つの認知機能が刺激されます。一つ目は字を書く動作から運動機能が、二つ目は手本を見ながら真似して書くことから注意機能が、そして三つ目は枠内にバランス良く書くことから空間認識機能が鍛えられます。

字を書き写すトレーニングを行う際には、制限時間を設けると、さらに大きな効果があります。たとえば三〇秒以内に書き写す。すると時間制限というプレッシャーがかかり、脳は大きな刺激を受けるのです。これを繰り返すことで、認知機能は劇的に向上していくことでしょう。

また、「図形写し」も推奨しています。まずは一二八ページの図形を隣の枠内に描き写してみてください。制限時間は二五秒。二五秒で簡単だと感じたら、制限時間を一〇秒に短縮してみてください。

より難易度を上げるなら、二五秒間、図形を凝視して形を記憶し、その後、図形から目を離して、記憶を頼りに図形を描いてみてください。同じく簡単だと感じたら、記憶する時間を一〇秒間に短縮してください。

描き写す対象は、図形に限りません。もし家に漫画があったら、その一コマを描き写すのでも良いでしょう。そうした意味では、絵画を趣味にすることは、脳にとって有益な行為ということになります。

この「図形写し」では、図形を凝視して覚えるときには注意機能を、描くときには運動機能を鍛えてくれます。

家事は脳トレの宝庫

予定を組む、待ち合わせ時間に遅れないように行く、あるいは締め切りを守る、これらのためには遂行機能が必要です。

また、人と話すときには言葉を選ばなければなりません。自分がいったことを相手がどう感じるか、それを推測することは、良い人間関係を保つために必要なことです。そして、このときも遂行機能が必要になるのです。

こうした遂行機能を鍛えると、ボケ防止にもつながります。当然、普段から鍛えておくべき機能なのですが、その際、主な鍛錬法となるのは、想像力を働かせること。早速、以下のトレーニングにチャレンジしてみてください。

以下は、野菜、肉、魚、主食、その他の五つに分けた食材の一覧です。これらの食材を使ってどんな料理を作ることができるでしょうか。制限時間は三〇秒間です。挙げられるだけ挙げてみてください。なお、調味料はすべて揃っていることにします。

①野菜：大根、ニンジン、ピーマン、玉ネギ、キャベツ、ホウレン草、ジャガイモ、ゴボウ、インゲン、トマト

②肉：鶏肉、豚肉、牛肉、ひき肉、ハム、ウィンナー

③魚：鮭《さけ》、鯵《あじ》、イカ、海老《えび》、ホタテ

④主食：米、パン、蕎麦《そば》、うどん、パスタ

⑤その他：卵、豆腐、ワカメ、海苔《のり》

いかがでしょうか。カレー、肉じゃが、ハンバーグ、オムライス、親子丼など、答えは無数にあります。限られた具材でどのような料理を作るか、それを考えるだけで、想像力が養われるのです。三品以上挙げられた人は、遂行機能が正常に働いています。

このトレーニングは、普段から料理をしている主婦のほうが得意でしょう。主婦は毎日、自宅の冷蔵庫にある食材を把握したうえで、想像力を働かせながら献立を考えているからです。そう、つまり毎日、遂行機能を鍛えているということになります。

このトレーニングで鍛えられるのは遂行機能だけですが、実際に料理を作るとなると、様々な機能を同時に鍛えられます。自動車の運転と同じくらい効果的な脳トレといえるでしょう。

料理をするときに一品ずつ作る人はいません。主食のご飯を炊《た》きながら、主菜と副菜、そして汁物を同時に作っていきます。つまり、食材を切りながら火加減を気にしなくてはならないし、味見しながら調味料を足す。このとき同時に作業することが注意機能を鍛えるのです。

また、料理を作るときは時間を意識するものです。仮にパートナーが一九時に仕事から帰ってくる場合、一八時五〇分には料理を完成させておきたい。そのためには何時にスーパーに行って、何時に料理を作り始めるべきなのか、逆算して作業を進めるわけです。こうした行動からも遂行機能が養われていきます。

それから包丁《ほうちょう》を持って食材を切ったり、フライパンで炒《いた》めたりすることで、運動機能も使います。

このように料理は、何となく作っているようでいて、実は最高の脳トレなのです。

ちなみに、主婦の日常生活において脳トレにつなげられることは、ほかにもたくさんあります。

たとえばスーパーでの買い物。欲しい食材をカゴに入れながら金額を計算していってください。そしてレジで精算する際に、自分の計算と答え合わせをする。あるいは事前に予算を決めておいて、合計金額がその予算ギリギリになるように、頭のなかで計算しながら買い物をする。これは作動性記憶と遂行機能を鍛えます。

掃除もちょっとした工夫《くふう》で脳トレになります。ただ無意識に掃除をするのではなく、効率良く進めるにはどの部屋から掃除をすべきか、その順番を決めるのです。あるいは掃除を終える時間を決めて、それぞれの部屋の掃除にかかる時間を逆算、開始する時間を決め、その通りに掃除するのも良いでしょう。こうした工夫をするだけで遂行機能を鍛えられます。

また、タンスのなかの衣服を種類別に分けるときには空間認知機能を鍛えることができます。そして衣替えも、脳を活性化します。秋冬用の服をしまうときに「このコートを着てディナーに出かけたな」「このスカートはどこの店で買ったのだっけ」などと過去を振り返るのも、言語性記憶を鍛えることにつながります。

脳を活性化させて認知機能を鍛えるためにも、家事は積極的に行いましょう。

通勤中に集中力をアップさせる術

サラリーマンの方々のなかには、出勤したにもかかわらず、積み上がった仕事を前に、ついついデスクでダラダラしてしまった経験のある人がいるのではないでしょうか。すぐに仕事のスイッチが入らない、そんなときは、デスクのパソコンの電源をオンにする前に、画面の四隅を順番に見てください。右上、右下、左下、左上と順番に見ていくと、眼球を動かすことになります。それだけで、集中力アップにつながるのです。

ここで、パソコンの電源をオンにする前に行うのが肝《きも》。オフの状態ならモニターは真っ暗、すると視覚から入ってくる情報量が少ないことになります。このとき情報量が多いと脳が疲れてしまい、むしろ逆効果になるのです。

同様なことは出勤時の電車のなかでも考えなければなりません。外をボーッと眺める程度なら問題はありません。が、外の風景を凝視するのは避けるべき。情報量が多すぎて脳が疲れるからです。電源オフのパソコンの画面のような、情報量が少ないものを眺めながら眼球を動かすとき、初めて脳に良い影響が及びます。

また、仕事の効率を上げるために、デスク周りの情報量を少なくすることもお勧めします。よくデスクに、写真や自分の趣味に関連したものを飾る人がいます。しかし、たとえ好きなものであっても、デスクに物を置いて目から入る情報量を増やすことは、集中力低下を招きます。

私のもとを集中力向上を目的に訪れるクライアントもいますが、デスク周りにパーティションを立てることを勧めたことがあります。隣の人の情報、あるいは正面の人の情報をシャットアウトするためです。

さらに、目から入ってくる情報だけでなく、耳から入ってくる情報、つまり音も、集中力を低下させる原因になります。ときどきラジオや音楽を聴きながらデスクワークをする人がいます。一見、周りの人の話し声をシャットアウトできるから、仕事の効率が上がりそうに見えます。しかし実際は、意識が音楽に向いてしまい、百パーセント仕事に集中することができません。どうしても周りの音が気になるようなら、耳栓《みみせん》を活用すべきでしょう。

ただ、休憩のときに音楽を聴くことは気分転換にもなり、お勧めできます。とにかく目や耳から入ってくる情報量を減らせば、それだけで、集中力をアップさせることができるのです。

また、メリハリを付けて仕事をするなら、デスクの上にタイマーを置くのも効果的。三〇分でこの仕事を片付ける、といったように時間を決めてから作業するのです。こうするだけで集中力はアップ。そうして仕事が片付いたら、今度は一〇分間休憩する。このようにメリハリを付けて仕事をするだけで、効率はグッと上がるでしょう。

集中力を高める色とは何か

ところで脳は色からも影響を受けます。特に強い影響を受けるのは赤と青。青は、気持ちを落ち着かせたり、集中力を高めたりする効果があります。また青は、時間の経過を遅く感じさせる効果があります。そのため、適度に集中して仕事をする前に青を眺めると、効果を感じられます。

一方の赤は、眺めるだけで交感神経が刺激され、血流がアップします。やる気を向上させる効果があり、強く集中したいときに見るべき色です。たとえば格闘家が試合前に赤を見て「よし！」と気合を入れれば、通常よりも高いパフォーマンスを発揮できるはずです。

では、ビジネスマンの場合はどうか。一気に終わらせなくてはならない仕事に取り組む前に、赤を見て刺激を受けたら良いでしょう。

このように、脳は常に色彩から影響を受けています。そのため、繁華街を歩いていてチカチカと光るネオンを見ると、それだけで脳は疲れてしまいます。裏を返せば、職場の色彩は統一するべきなのです。デスクワークをしている人の場合、デスク周りの色を統一するだけでも、仕事の効率は急上昇すると思います。

また、デスク上にゴチャゴチャと物を置くべきではありません。書類や資料を山積みにするのも悪い影響を与えます。視覚から大量の情報が入り、やはり脳が疲れてしまうからです。

同様に、パソコンのデスクトップも綺麗《きれい》に整理すべきです。よくデスクトップ上にファイルやフォルダが溢《あふ》れている人がいます。すると朝出勤してパソコンを起動した瞬間に、多くの情報が目に飛び込んでくることになります。それだけで脳は疲れてしまうでしょう。やる気を削《そ》がれることにもなりかねません。

そのため出勤したら、まずデスク周りの整理整頓をするのがお勧め。これだけで、一日の作業効率が上がります。片付けながら頭の整理ができるからです。今日一日にすることの順位付けを行い、それから仕事に取り掛かりましょう。

ここぞという場面の耳マッサージ

私は自律神経調律師の資格を持っています。この自律神経の調整は、脳が担います。すなわち自律神経と脳は、切っても切れない関係なのです。

そして、この自律神経を整えるには、耳のマッサージが効果的です。月刊誌「ゆほびか」二〇一七年七月号で、「神門《しんもん》メソッド」に関する記事が掲載されました。

神門とは自律神経を整えるツボ。記事によれば、耳の上部を指でつまんで軽く引っ張って、この神門を刺激するだけで、以下の三つの効果が生まれます。

①身体が理想の状態になる
②心が落ち着く
③能力が高まる

①は足が軽くなり、肩や首のこりが楽になる、腰の痛みが和《やわ》らぐといった効果があるということです。
②は脳に関する効果。イライラや不安、あるいは緊張を感じたとき、耳を引っ張るとスーッと心が落ち着く。また、やる気が出ないときや、気が散って集中できないときにも効果があります。
③も脳に関する効果で、耳を引っ張ると脳は活性化し、その人の能力を発揮しやすくなります。具体的には集中力や記憶力がアップ。人前でうまく話せるようになるし、仕事のパフォーマンスも向上するそうです。
では、なぜこのような効果が得られるのでしょうか。記事では以下のように解説してい

ます。

〈耳ひっぱりには自律神経のバランスを整える効果もあります。多くの被験者の協力を得て、自律神経測定器で調べた結果、耳ひっぱりで神門を刺激した瞬間に、ほぼ例外なく、自律神経のバランスが整うことがわかりました。

不規則な生活やストレスなどで自律神経の働きが乱れると、不眠や冷え、肩こり、便秘、肌荒れなどの体調不良や全身の痛みなどにつながります。

耳ひっぱりで自律神経が整うと、いろいろな病気や痛み、不調が改善の方向に導かれます〉

また同記事で、ある内科・精神科医が行った実験に、私も協力しました。その実験とは、耳を引っ張った直後の脳波を計測するというもの。そして結論からいうと、リラックスを示すアルファ波と、適度な緊張や興奮を示すローベータ波が強く生じたのです。

しかし一方で、デルタ波は弱まりました。マッサージによってシータ波は強くなりましたが、それ以上にベータ波が出たために問題はありません。つまり、リラックスしたからといって、眠くなるわけでもないのです。

抗不安薬などの精神安定剤を服用すると、不安や緊張を和らげてくれるものの、人によ

耳マッサージをする前

ローベータ波

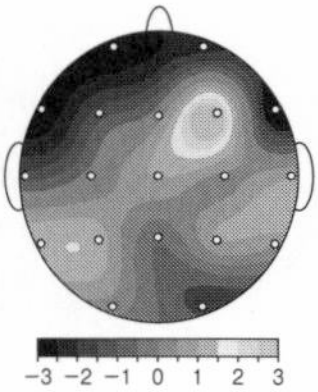

デルタ波

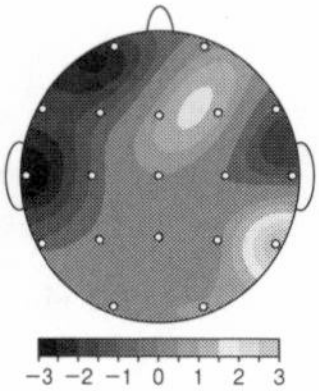

ベータ波

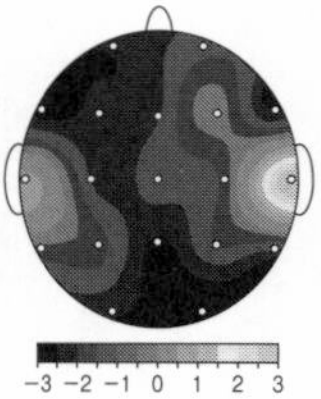

シータ波

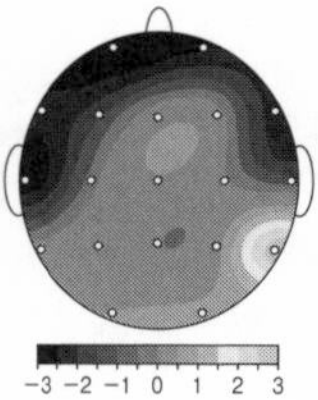

ハイベータ波

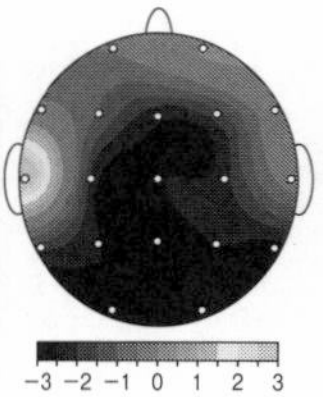

アルファ波

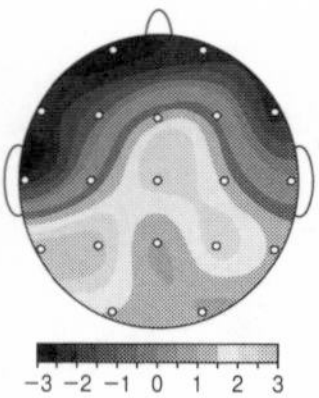

耳マッサージをした後

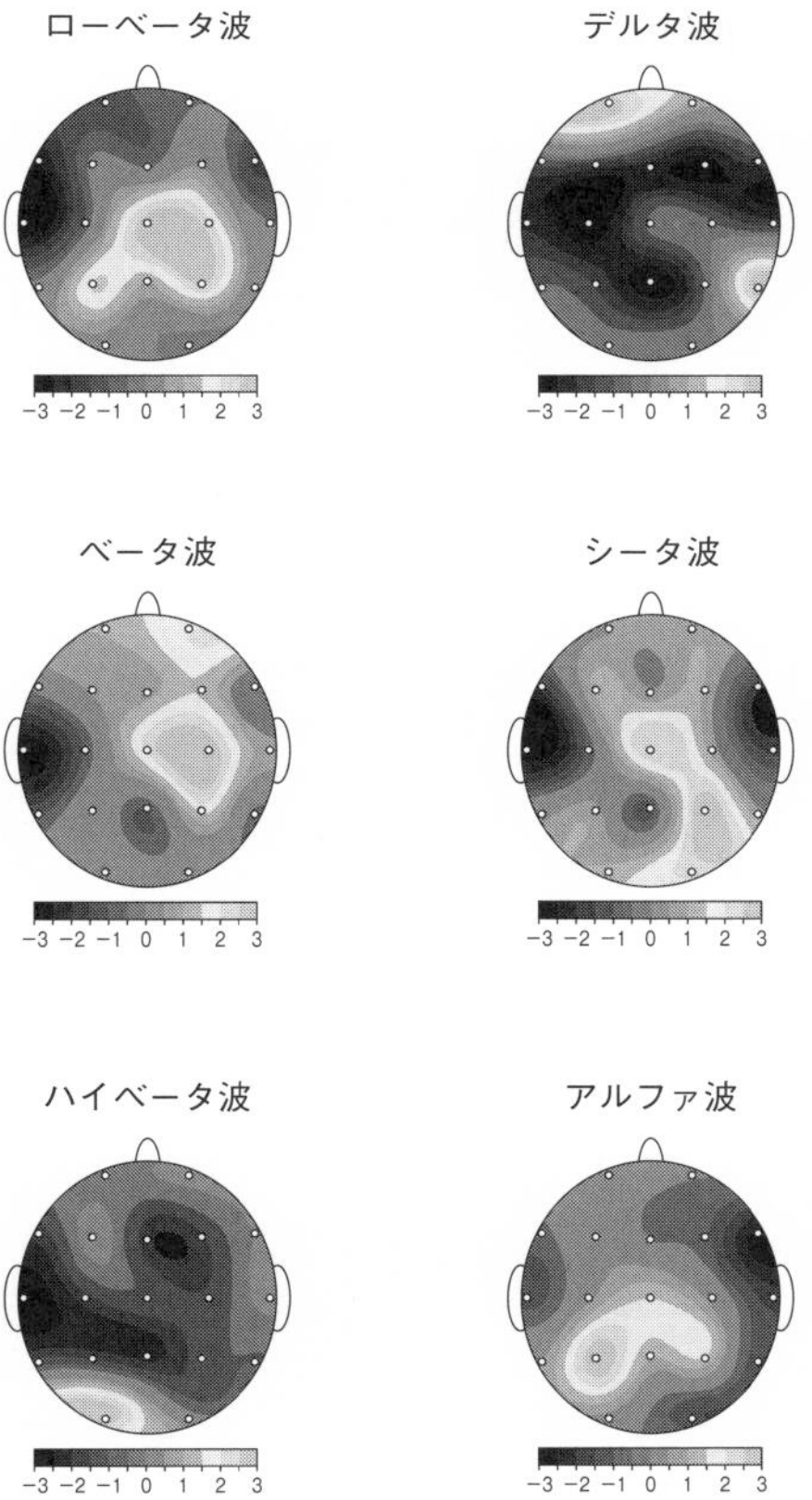

頭頂葉から側頭葉にかけて強く出ていたアルファ波は、マッサージ後に弱くなっているが、脳全体で見るとアルファ波は強くなっている。ローベータ波とベータ波も強く、適度に集中した状態にある

ってはデルタ波やシータ波ばかりが強くなり、覚醒レベルが下がります。すると頭がボーッとしてきて、パフォーマンスが低下してしまいます。

しかし、耳を引っ張った直後の脳波を見る限り、頭はシャキッとしたままで、緊張やストレスが抑えられていたのです。つまり、程よくリラックスした状態になるわけです。

では、なぜそのような良い影響が出るのでしょうか？　耳を引っ張って血流が良くなると、その近くにある脳の血流も良くなります。すると、瞬《また》く間に脳が活性化するのです。

ということは、プレゼンや商談などの前に耳を引っ張ったり軽くマッサージしたりすることは、とても有効です。適度なアルファ波やローベータ波が生じ、最高のパフォーマンスにつながるでしょう。

脳には楽をして考える癖が付く

さて、本章で述べてきたようなトレーニングを行わずにいると、加齢とともに脳はどんどん衰えていきます。一般的には、二〇歳を超えると脳細胞の数は減少していきます。八〇～九〇代ともなると脳自体が萎縮して、同時に脳波も弱くなってしまいます。

加えて、歳をとると、思考に癖が付いてしまいます。分かりやすくいえば、過去の経験から「楽をして考える癖」が付いてしまうのです。

たとえば仕事で新しいプロジェクトを考えるときのこと。二〇～三〇代だったら、知恵を絞って、上司や同僚のアドバイスを聞きながら、少しずつプロジェクトを煮詰めていくことでしょう。しかし、それが四〇～五〇代ともなると、かつての成功体験を援用したり、過去に担ったプロジェクトを丸写しにしたプロジェクトを作ろうとする傾向がありま す。要は楽をしてしまうのです。

また、若いころは上司から指示を受けるだけでなく、どんな仕事でも現場に足を運んで仕事をします。すると否《いや》が応《おう》でも、脳は活性化することになります。様々な新しい事象に接するからです。

一方、四〇～五〇代になって出世すると、逆に部下を使う立場に就き、自分自身の行動範囲は狭まります。毎日デスクに座って書類の確認を行い、会議に出席してポツポツ意見をいうだけ……そんな淡々とした毎日を送るようになります。夢中になっている趣味でもあればまだ良いのですが、脳を使う癖を付け直さなければなりません。

これは仕事に限った話ではありません。中高年になると、人と話しているときでも、思考の癖が表れます。仕事はこうだ、恋愛はこうだ、趣味はこうだ……などと決めつけてしまう。どんな話題でも、同じ意見しかいえなくなるのです。

脳が老化すると心も身体も老化します。だからこそ脳を意識し、縦横無尽《じゅうおうむじん》に使うよう心掛けてほしいのです。

脳を使うと疲れるのは確かです。しかし、いつまでも若々しくあり、仕事もバリバリこなし、私生活を充実させるためには、ぜひ脳のトレーニングに取り組み続けていただきたいものです。

第三章のポイント

- 料理や掃除は最高の脳トレーニング
- 集中力を高めたいなら耳マッサージがお勧め

第四章　究極のコミュニケーション術

マインドフルネスで視点を変える

私たちは、仕事でも私生活でも、多くの人と関わり合いながら生きています。当然、人間関係を良好にすることは、人生を豊かにするためにも極めて重要です。

では、良い人間関係を築くには、何が大切なのでしょうか。ずばり、人間の感情を知り、自分の行動をコントロールすることです。

そして、感情は脳が作り出すものです。その脳が生み出す脳波を研究してきた者として、脳を鍛えるには感情を理解することが欠かせないと確信するようになりました。そこで本章では、感情、そしてコミュニケーション術をテーマに述べていきたいと思います。

さて、誰でも嫌なことがあると気分が落ち込むのは普通です。しかし同時に、やらなければならない仕事も山積みになっています。そんなとき、楽しいことを考えることなど不可能でしょう。そこで「マインドフルネス」の登場です。

ただ、この言葉を座禅やリラクゼーションのことだと誤解している人が多いようです。

しかし心理学的には、「自分の感情に気が付く」ことを意味しています。

たとえば自分が何かの感情に支配されたとき、それを無理やり拭《ぬぐ》い去ろうとするのではなく、ただ視野を広げてみるのです。先述した通り、緊張に包まれたとき、そのど真ん中にただ留《とど》まっていては、緊張に支配されるだけです。そこで、自分には他にどのような感情があるのかと視野を広げてみると、隠れている様々な感情を見つけることができる。それがマインドフルネスなのです。

一つ覚えておいてほしいのは、感情は過ぎ去っていくものだということ。一日中、同じ感情で過ごす人など存在しません。どんなに頭に来ることがあっても、二四時間、怒り続けることなどできないのです。それを踏まえれば、緊張のど真ん中から離れる方法をつかむことができます。

また、何かのきっかけで感情が変わることもあります。だから、ネガティブな感情を無理やり変えようとするのではなく、自分が持っている感情の一部だと理解してください。そして、それを受け入れるのです。

たとえば上司に仕事の報告をする際、「また怒られるのではないか」と恐怖に駆られ、言葉に詰まることもあるでしょう。そんなときも、その恐怖心を無理に抑えようとする必要はありません。第一章で述べた通り、自分の現在の状態に目を向けて、「空気が冷たいな」「今日は蒸し暑いな」などと考えるのです。そうして気分を落ち着けるだけでも、言葉がすんなり出てくるようになります。

緊張しやすい人は、「性格だから」で片付けるのではなく、自分が感情に囚われているという事実を自覚すべきです。そしてマインドフルネスで対応すれば、きっと仕事も人間関係も改善することでしょう。

とはいっても「気持ちの切り替えが苦手だ」というなら、自分の置かれている環境を変えてみるべきです。たとえば外に出て空を見上げる、公園に行って日光浴をする、あるいは深呼吸するのでも良いでしょう。とにかく可能な範囲で自分の状態を変えてみてください。「やらなきゃ」に囚われる、それが最も駄目なことなのです。

感情のど真ん中から逃げる方法

前項で述べたように、感情のど真ん中にいると、仕事も人間関係もめちゃくちゃになってしまう可能性があります。テレビ制作会社に勤めるAさんに聞いた彼の上司の話を例に解説してみましょう。

Aさんは情報番組のディレクターとして、上司のチーフ・ディレクターに仕えていました。情報番組を制作するには、企画を考え、取材先にアポイントを取り、外部のカメラマンや音声スタッフに仕事を依頼し、出演するタレントのスケジュールを押さえなければなりません。加えて、撮影当日のスケジュールもしっかりと組む。そうした念入りな準備を経て、初めてロケを行うのです。

しかし、ロケにはトラブルが付き物。当日、タレントが遅刻してきたり、機材が故障したり、急に雨が降ってきたり……などと想定外のことが起きるものです。そうした状況下に置かれても臨機応変に対応するのが、優秀なディレクターの条件。ところがAさんの上司は、トラブルに直面すると感情的になり、部下たちに当たり散らすのだそうです。

このような人は認知機能が低下しています。特に遂行機能が低い。ただ、それ以前に、自分の感情に支配されている状態だといえるでしょう。言い換えるなら、自分の感情のど真ん中にいる、ということ。ゆえに、トラブルに直面すると冷静さを失い、周りが見えなくなって、部下に当たり散らすのです。

こんなときこそ、この上司は焦りという感情から視点を変えてみるべきでしょう。たとえば、自分の呼吸に意識を集中する。深く呼吸をして、お腹の動きを感じるのです。それだけで落ち着きを取り戻せるはず。こうして落ち着いてしまえば、そこで初めて対策を考えることができるのですが、Aさんの受難は現在進行形で続いているとのことです。

ストレスを感じやすい七つの感情

さて、感情に支配されないようにするには、気持ちを切り替える癖を付けるしかありません。最も簡単かつ効果的な方法は、普段から感情を意識して生活することです。そのためにも、まずは感情の種類を知っておいてください。

たとえばストレスを感じやすい感情は、以下の七つに分類されています。

①緊張
②驚き
③怒り
④恐怖
⑤悲しみ
⑥嫌悪
⑦疑心

上司に振り回されている人なら①の「緊張」をはじめ、③の「怒り」や④の「恐怖」や⑥の「嫌悪」に、家族に不幸があった人なら⑤の「悲しみ」に、誰かに裏切られた経験がある人なら⑦の「疑心」に支配されているかもしれません。

ここで重要になるのは、こうした自分の感情の実体をつかむことです。日々の生活で自分はどのような感情に囚われがちなのか、それを把握してもらいたいのです。

また、自分の感情の癖を知ることも大切です。一日を振り返ってみると、感情が生まれては消え、また別の感情が生まれるということを繰り返していたはず。たとえば通勤電車のなかで人に足を踏まれてムカッとしたかもしれませんし、あるいは好意を抱いている人から連絡があって喜んだかもしれません。こうしたシチュエーションごとにどう感情が動くのか、自分の感情の癖を知るのです。

そのうえで、感情に囚われそうになったときにやるべきことが他にもあります。違った視点から推測する癖を付けるのですが、これを認知行動療法といいます。鬱病やパニック障害などの対策として用いられています。

たとえば仕事上のトラブルがあり、あまり使えない部下に電話をするケース。しかし、そんなときに限って部下は電話に出ません。「あいつ、どこかで仕事をサボっているに違いない」と思い込んでしまうかもしれません。すると、気が短い人ならイライラしてきて、やっと連絡が取れたときに怒鳴り散らしてしまう。ただ、それでは部下との関係は悪化するばかりです。

もしこのときに、「きっと部下はいま、手が離せないのだろう」と別の推測をしていたならば、自分や相手に対する感情も変化していたはず。人間関係において、根拠のない思い込みは、害にしかなりません。

また、上司や同僚から仕事上のアドバイスを受けたときにも、「この人は逆に私を陥《おとしい》れようとしているのではないか」などと考えてしまう人がいるかもしれません。社内では激しい出世競争が繰り広げられていますから、そんな風に疑ってしまうこともあるでしょう。

こうした疑心に駆られてしまう人もまた、思い込みが激しい傾向があります。「上司はこう考えているはずだ」「同僚はこうしたいに違いない」と、根拠もなく結論付けてしまうのです。このような思い込みは、いますぐやめたほうが良いでしょう。なぜなら、上司や同僚が自分を貶《おとし》めようとしていると思い込むと、その時点で、まず自分が傷付くからです。そして次に、その思い込みによって出る横柄《おうへい》な態度や反論が、相手を傷付けることになるからです。

では、人を疑う癖がある人は、どうすべきなのでしょうか。いきなり疑うことをやめるのは難しいので、疑うと同時に、違った視点から推測するように努めるのです。

先述の話にたとえてみましょう。「あいつは、どこかで仕事をサボっているに違いない。でも、ひょっとしたら、ただ手が離せないだけなのかもしれないよな」というように推測するのです。それだけで気分は楽になるし、感情的になることも防げるでしょう。

このように、人の感情や行動は、どう認知するかに左右されるわけです。だからこそ感情に囚われるのではなく、まずは落ち着いて、別の視点から推測してみてください。

怒りや恐怖は香りでごまかす

ただ、単純に感情を抑えようとしても、なかなかうまくいかないでしょう。特にストレスを抱えていて心に余裕がないと、すぐにカッとなり、部下や同僚を怒鳴ってしまうことがあるかもしれません。これでは間違いなく、職場での人間関係は悪化します。

そこで、怒りの感情が芽生《めば》えたら、自分の好きな香りを嗅ぐようにしてみてください。バッグやポケットに好みの香水やオーデコロンを入れておけば良いでしょう。この香りを嗅げば、少しは気持ちが落ち着きます。

あるいはどうしようもなく腹が立つことがあったら、まずはその場を離れ、可能ならば化粧室に行って、冷たい水で手や顔を洗うのが効果的です。

ではなぜ、こうした行動が怒りの感情を抑えるのでしょうか。好きな香りを嗅いだり、冷たい水で手や顔を洗ったりすると、外的な刺激を受けます。すると、怒りに囚われていた感情の上に、「いい香り」や「冷たい水」という新たな感覚がコーティングされるわけです。結果、怒りの感情が表出しにくくなる。だからこそ、気持ちを切り替えやすくなるのです。

これは怒りに限った話ではありません。恐怖や悲しみ、嫌悪や疑心など、ネガティブな感情を抑える際に有効です。

たとえば怖い上司から説教されるとき、あるいは面倒なクライアントに呼び出されるときなど、恐怖や嫌悪を減じるためにお勧めする対処法です。

三種類のコミュニケーション型

感情について理解したところで、次は人とのコミュニケーションの型について説明します。それは、以下の三つのタイプに分類されます。

①攻撃型
②非主張型
③アサーション型

ここにあるアサーション（assertion）とは、「表明」「主張」といった意味を持ちます。「自分の意思を表明する権利がある」という考えのもとで行う自己表現を意味します。

このアサーションのトレーニング方法は、一九五〇年代のアメリカで誕生しました。現在では対人関係に悩む人のカウンセリングに使われています。

日本では臨床心理学者の平木典子《ひらきのりこ》氏が第一人者です。アメリカでアサーションの理論を学んだ氏は、一九八〇年代から著書や講演などを通じて広めています。

近年は、アサーションのトレーニングを採用する企業や学校が増えています。アサーションはお互いの意見を尊重しながら自分の意思を伝えることが目的なので、何かトラブルが起きても人間関係は悪化しません。理想のコミュニケーション術といえましょう。

より分かりやすく説明します。上記の三つのタイプは、それぞれ漫画「ドラえもん」のキャラクターにたとえると特徴が明確になります。攻撃型はジャイアンタイプ、非主張型はのび太タイプ、アサーション型はドラえもんタイプです。それでは個々の特徴を解説していきましょう。

まず①の攻撃型。このタイプの人は、コミュニケーションをとるとき、その言い方が相手を傷付けます。また何かトラブルがあったときなど、すべて人のせいにします。自分の意見も絶対に押し通す、まさにジャイアンのような人物です。

②の非主張型は、相手の主張を鵜呑《うの》みにする人。そして、自分の主張は押し殺します。つまり、人を傷付けない代わりに自分を傷付けているわけです。弱気なのび太のような人物といえましょう。

③のアサーション型は、バランス重視の人物。自分の主張もするし、相手の意見も取り入れる。誰も傷付けないコミュニケーション術で、理想的な人間関係を築くことのできるタイプです。

八割以上の人は攻撃型か非主張型

それでは、あなたはアサーション型なのか、もしくは攻撃型や非主張型なのか――それを診断できる方法として、平木氏は著書『アサーション入門　自分も相手も大切にする自己表現法』（講談社現代新書）にチェックリストを掲載しています。そのチェックリストは「自分から働きかける行動」と「人の働きかけに対応する行動」の二種類で、合計二〇個の質問があります。以下、引用します。すべて「はい」「いいえ」で答えてみてください。

〈1　自分から働きかける行動
・あなたは人にいい感じを持ったとき、その気持ちを表現できますか？（はい・いいえ）
・あなたは、自分の長所やなしとげたことを、人に言うことができますか？（はい・いいえ）
・あなたは、自分が神経質になったり、緊張したりしたとき、それを受け止め、伝えることができますか？（はい・いいえ）
・あなたは、初対面の人たちの会話の中に、気楽に入っていくことができますか？（はい・いいえ）

・あなたは、会話の場から一足先に抜けて、立ち去ることができますか？（はい・いいえ）
・あなたは自分の知らないことや分からないことがあったとき、そのことについて説明を求めることができますか？（はい・いいえ）
・あなたは人に支援や助けを求めることができますか？（はい・いいえ）
・人と違う意見や感じを持ったとき、それを表現することができますか？（はい・いいえ）
・自分が間違っていると気づいたら、それを認めることができますか？（はい・いいえ）
・フェアで適切な批判を、人前で述べることができますか？（はい・いいえ）〉

〈2　人の働きかけに対応する行動
・人からほめられたとき、素直に「ありがとう」と言えますか？（はい・いいえ）
・自分のしたことを批判されたときに、きちんと受け答えできますか？（はい・いいえ）
・不当な要求をされたとき、断ることができますか？（はい・いいえ）
・長電話や長話のときに、自分から打ち切る提案をできますか？（はい・いいえ）

・あなたの話をさえぎって話し出した人に、対応することができますか？　（はい・いいえ）
・パーティーやイベントへの招待を、率直に受けたり断ったりできますか？　（はい・いいえ）
・訪問販売を断りたいとき、断ることができますか？　（はい・いいえ）
・レストランで注文したものと違う料理がきたとき、そのことを言って、取り替えてもらうことができますか？　（はい・いいえ）
・人の善意や好意がわずらわしいときに、それを伝えることができますか？　（はい・いいえ）
・人から援助やアドバイスを求められたとき、必要であれば断ることができますか？　（はい・いいえ）〉

以上です。「はい」と答えられた数はいくつあったでしょうか。一〇個以上あった人はアサーション型です。九個以下だと攻撃型か非主張型のいずれかになります。

多くの人は九個以下だったのではないでしょうか。アサーション型はドラえもんのような優れた存在といえますが、これまで多くのクライアントにテストを受けてもらったところ、八割以上の人は攻撃型か非主張型に分類されました。アサーション型はそれほど多くないのです。

このような話をすると、「いや、私はアサーション型だ」と主張する人がときどきいます。しかし、その人の話を聞いてみると、「言葉遣いが丁寧なジャイアン」である場合が多い。要は、ジャイアンのように攻撃的ではないものの、自分の意思を押し通すタイプなのです。

アサーション型の名人芸

アサーション型は、攻撃型や非主張型とはどう違うのか、具体的に人とどう接しているのか、それらについて解説していきます。

上記のチェックリストにもあったように、「レストランで自分が注文したものと違う料理がきた」とします。そのときあなたはどう対応するでしょうか。

多くの人は、店員に「注文したものと違います」「私は○○を頼みました」というのではないでしょうか。このように対応するのが攻撃型です。

逆に、仕方ないと諦めて、黙って食べる人もいるでしょう。そのような人は非主張型です。

以上の攻撃型と非主張型の答えは誰でも容易に思い付いたことでしょう。しかし、アサーション型の答えが分かった人は少ないはず。実際にクライアントに上記の例文を提示して、アサーション型はどう答えるかと出題すると、大半の人は以下のように答えます。

「違うものが来てしまったのですが、交換してもらってもいいですか？」

これは相手を傷付けずに自分の意思を伝えているようですが、「言葉遣いが丁寧なジャイアン」です。つまり攻撃型であることに変わりはないのです。

では本当のアサーション型は、どのように対応するのでしょうか。まず重要なのは、アサーション型は相手の行動に対して決め付けをしないという点。自分が注文する際に言い間違えたかもしれないし、相手が聞き間違えたのかもしれないと考えるのです。たとえ相手に非がある可能性が高くても、責任の所在をはっきりさせないで発言する。それが人間関係において最も大切なことなのです。

だから、以下のようにいうのが本当のアサーション型ということになります。

「自分が頼んだものと違うのですが、もう一度、伝票を確認してもらってもいいですか？」

このようにいえば、「自分が注文したものと違う」といきなり主張するよりソフトですし、相手は「もしかしたら私が間違えてしまったのかもしれない」と考えてくれるでしょう。

客と店員の関係なら、あまりにもひどい言い方をしない限り、攻撃型でも問題にはならないかもしれません。しかし、職場で攻撃型の対応ばかりしていたら、相手は臍《へそ》を曲げてしまうこと必定《ひつじょう》。ひょっとしたら、あなたの敵になってしまうかもしれません。

だからこそ、いかなるときも、アサーション型で切り抜けるべきなのです。

アサーション型になるために

では、アサーション型の心得を知るために、少しトレーニングをしてみましょう。

以下の①〜⑨の状況で、アサーション型はどう対応するのか、攻撃型と非主張型がどう対応するかも含めて考えてみてください。三パターンの答えを考えれば、アサーション型をより深く理解することになるでしょう。

【問題】

①買い物で会計をしたときにお釣りが足りなかった場合、どう対応しますか？

②夜遅くなっても家族が帰宅せず、何かあったのではないかと心配しながら待っていたら、深夜にやっと帰宅しました。家族にはどんな声をかけますか？

③家族がご飯を作ってくれましたが、あまり自分の好みではありませんでした。どう対応しますか？

④帰宅途中に家族から電話があり、牛乳を買ってくるように頼まれました。しかし、うっかり忘れてしまいました。家族からは「あなたはいつも忘れる」と嫌味をいわれました。どんなリアクションをしますか？

⑤あなたがこれから読もうとしている本を貸してくれと先輩にいわれました。どう対応しますか？

⑥友人のAくんとBくんとあなたの三人で映画を観に行くことになりました。しかし、AくんとBくんは観たい映画で意見が分かれています。あなたはどちらでも良いと思っています。なんといって二人の意見をまとめますか？

⑦終業後、同僚からご飯を食べに行こうと誘われました。あなたは疲れが溜まっていたの

で、今日は早く帰ろうと思っていました。なんと回答しますか？
⑧職場で仕事をしていたときに新たな仕事を頼まれました。あなたが行っていた仕事は急ぎのもので、もう少しで終わりそうです。どう返事をしますか？
⑨上司と部下のあいだで意見が分かれています。上司は残業するなといい、部下は残業しないと仕事が終わらないといっています。上司と部下にそれぞれどう対応しますか？

以上の問題は、店員への対応、家族への対応、友人・知人への対応、上司や部下への対応に関する問題です。攻撃型と非主張型の対応はなんとなく想像がついたと思います。しかし、アサーション型の対応は非常に難しかったのではないでしょうか。

解答例は以下の通りです。

【解答例】
①攻撃型＝「お釣りが足りないですよ」という。
非主張型＝何もいわない。
アサーション型＝「すみません、○○円払ったので△△円のお釣りだと思うのですが、確認してもらえますか？」という。
②攻撃型＝「なんでこんなに遅いの！　もっと早く帰ってきなさいよ！」という。
非主張型＝「お帰りなさい」という。文句はいわない。

アサーション型＝「お帰り。遅かったから心配したよ。これから遅くなるときは、心配だから連絡してくれないかな？」という。
③攻撃型＝「これ好きじゃないな」という。
非主張型＝何もいわずに食べる。

アサーション型＝「美味しそうだね。作ってくれてありがとう。でも、これはあまり好みじゃないから、次は違うのがいいな。今度、作ってくれる？」という。
④攻撃型＝「買い忘れたのは悪かったけれど、そんな言い方をすることはないだろう」といい、買いに行かない。
非主張型＝「ごめん」と謝って、買いに行く。

アサーション型＝「忘れたのはごめんね。でも、わざとじゃないのだから、そんな言い方をされると辛《つら》いよ。いまから買いに行こうか？」という。
⑤攻撃型＝「これから読むので無理です」という。

非主張型＝「どうぞ」といい、貸す。

アサーション型＝「まだ読み終わっていないので、読み終わってからでも良いですか？それとも、いまのほうが良いですか？」という。
⑥攻撃型＝「早く決めろよ！」という。
非主張型＝「私は何でもいいよ」という。

アサーション型＝「Aくんは○○が観たくて、Bくんは△△が観たいんだね。私は両方とも気になっていたから、ジャンケンで決めるのはどうかな？」という。
⑦攻撃型＝「今日は疲れているから」といい、行かない。
非主張型＝「分かった、行くよ」という。

アサーション型＝「誘ってくれてありがとう。でも、今日は疲れているからやめておくよ。また今度、一緒に行っていい？」という。
⑧攻撃型＝「いまは急ぎの仕事をしているのでできません」という。
非主張型＝「いますぐやります」という。

アサーション型＝「お手伝いしたい気持ちはあるのですが、いま急ぎの仕事をやっているので、これが終わってからでいいですか？　それとも急ぎでやったほうがいいですか？」という。

⑨攻撃型＝

（上司に対して）「残業しないと仕事が終わらないので無理です」という。

（部下に対して）「残業せずにもっと効率的に働いてほしい」という。

非主張型＝

（上司に対して）「みんなに定時に上がるように伝えます」という。

（部下に対して）「そうだよね、無理だよね」といい、残業させる。

アサーション型＝

（上司に対して）「残業せず、定時に上がってもらいたいと思っています。しかし、いま人手が足らず、残業しないと仕事が終わりません。だから人手を増やすことを検討してもらえませんか？」という。

（部下に対して）「残業しないと仕事が終わらないのは分かっている。だから仕事が片付くように、人手を増やしてくれるよう上司に頼もうと思っているのだけれど、どう思うかな？」という。

いかがだったでしょうか？

相手も自分も傷付けないアサーション型のコミュニケーション術に気が付かれたでしょうか。このアサーション型の答えには、ある共通点があります。それは質問で対応することです。つまり、可能な限り自分の意見を伝えつつ、最終的な判断を相手に委ねるのです。

たとえば⑧のように仕事を頼まれたときに「できません」と断ってしまったら、上司は嫌な気分になるでしょう。逆に仕事を受け入れてしまうと、今度は自分の負担が増えてしまいます。だからこそ、「いま急ぎの仕事をやっているので、これが終わってからでいいですか？　それとも急ぎでやったほうがいいですか？」と質問で返すのです。そうすれば、上司を攻撃することにはならず、同時に自分の状況も上司に伝えることができます。

⑥はAくんBくんどちらかの意見を採用するのではなく、ジャンケンという運に委ねる提案をしています。結果、たとえどのような結果になったとしても、相手はあなたに不満を抱くことはないでしょう。

ビジネスマンに必要不可欠な技術

さあ、アサーション型の対応術が何となく分かったのではないでしょうか。

ただ、これを実生活でいきなり完璧に実践するのは難しいはず。まずはアサーション型の存在を知るだけでも良しとしましょう。そして、もし相手を傷付けるような言い方をしてしまったら、そのときに「いま私はジャイアンになっていた」と振り返り、どう対処すべきだったかを考えてください。

とにかく大事なのは、いきなりアサーション型になれなくても、それを目指す努力をすることなのです。

本書を読んでくださった人のなかには、会社でそれなりのポストに就き、部下を従えている人もいることでしょう。ただ昨今は、少しでも部下を叱《しか》ればパワハラだなどと批判されてしまいます。かつてのように部下を怒鳴《どな》り飛ばすことのできる時代ではないのです。

現在は、相手の目線で指導できる上司が求められる時代なのだと思います。だからこそアサーションは、二一世紀のビジネスマンたちにとって、必要不可欠なスキルなのです。

第四章のポイント

- ・根拠なき思い込みは、人間関係を悪化させる
- ・アサーションが最高のコミュニケーション術

第五章　脳の運命を決める生活習慣

脳波の状態で分かる生活リズム

仕事のパフォーマンスを向上させるには、認知機能を鍛えてアサーション型の対応を覚える、そして脳波を安定させなければなりません。ただ、たとえそれを実践しようとしても、普段の生活習慣が乱れていては、目覚ましい効果は得られないでしょう。

実際に、クライアントのなかにも「頑張っているつもりだけれど効果が表れない」という人がいます。しかし、そうした人の普段の生活習慣を聞いてみると、寝不足が続いていたり、食生活が偏りすぎていたり……といったケースが圧倒的なのです。

そこで本章では、脳をより活性化させるためには、どのような生活を送るべきなのか、それをテーマに解説していきます。

まず脳の健康を保つためには、質の良い睡眠、バランスの取れた食事、そして適度な運動が必要です。これを実践するかどうかで、結果はまったく違ったものになります。

とにかく脳は生活習慣の影響をもろに受けます。寝不足が続くと人は日中ボーッとするでしょう。すると仕事では、上司から頼まれていたことを忘れてしまったり、重要な書類を書き間違えたりすることになります。

一七四〜一七五ページの脳画像を見てください。一七四ページの六つは不規則な生活を送っている人の脳画像です。本来なら熟睡中に出るべきデルタ波が、脳全体から出ています。眠くて頭はボーッとしている証拠です。これでは仕事など手に付きません。

次に一七五ページの六点を見てください。規則正しい生活を送っている人の脳画像です。強く出ている脳波もなければ、弱く出ている脳波もない。非常にプレーンな状態です。そのため、リラックスしたいならアルファ波、集中したいならローベータ波と、状況に応じた脳波を出しやすい状態にあります。これらを見ただけでも、いかに生活習慣が大事か、よく分かるのではないでしょうか。

ちなみに脳波計で脳波の状態を見ると、ある程度、その人の生活リズムが分かります。健康的な生活を送っているか、あるいは荒《すさ》んだ生活を送っているか、それが数値となって出てしまうのです。

とはいっても、ビジネスマンは忙しい毎日を過ごしているもの。納期が近づいた仕事を終わらせるために徹夜したり、上司や同僚から飲みに誘われたりもするでしょう。そうした時期が少々続くのは仕方ありませんが、ただ、それをずっと続けると、大きな問題に発展します。

不規則な生活を送っている人の脳

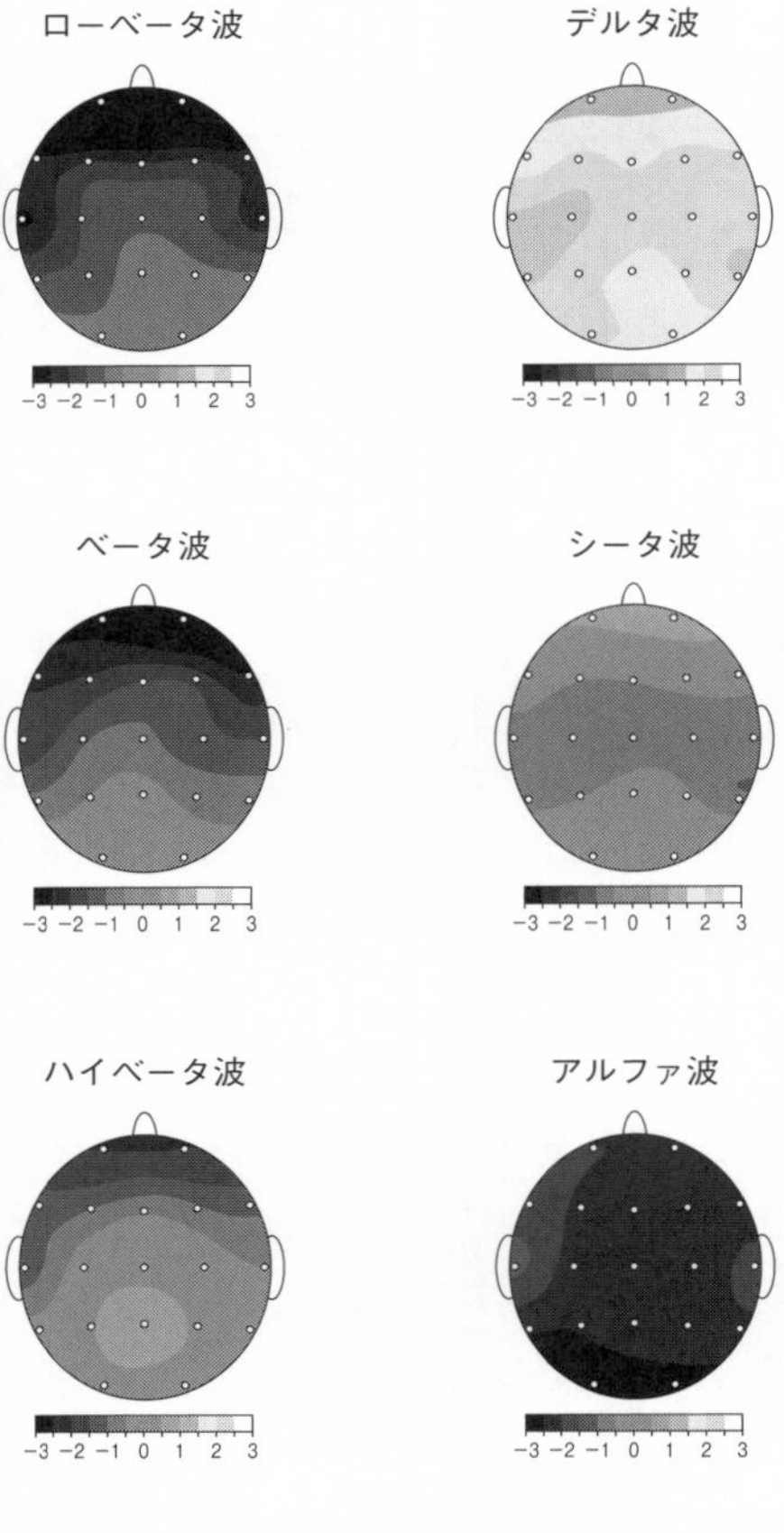

熟睡中に強く出るべきデルタ波が脳全体から出ている。強い眠気を感じている状態にある

規則正しい生活を送っている人の脳

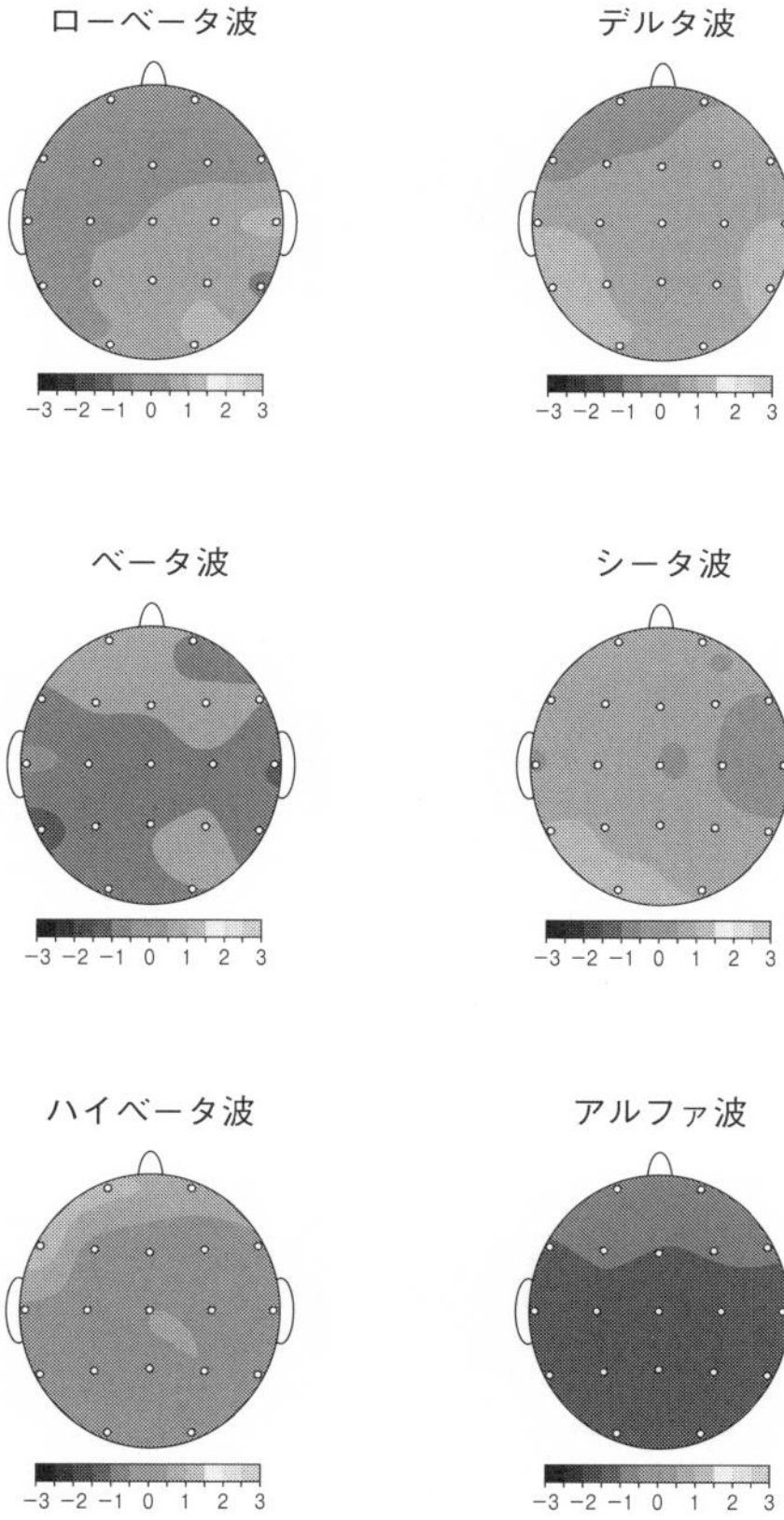

すべての脳波が適度に出ている。そのため状況に応じて理想の脳波を出しやすい状態にある

また、時には朝帰りすることもあるでしょう。しかしそんなときは、何時に帰宅しようとも、昼間は日光を浴びるようにしてください。それだけで生活リズムが正常に近づき、また夜も質の良い睡眠がとれます。

就寝前はスマホか読書か

前項で触れたように、脳を活性化させるうえで重要なのは睡眠です。そして理想の睡眠時間は一日七~八時間程度です。多忙で十分な睡眠時間を確保できない人も少なくないと思いますが、せめて質の良い睡眠をとるよう努めるべきです。

また、睡眠の際に寝付きが悪い人もいるでしょう。あるいは夜中に何度も目が覚めてしまう人がいるかもしれません。特に経営者や仕事に追われている人は、その傾向が強い。トイレに起きるのは仕方ないことですが、夜中に目が覚めてしまう人は、寝ているあいだも脳からハイベータ波が出ている可能性があります。

そして、その原因の多くはストレス。特に大きなストレスを自覚していなくても、心がリラックスできておらず、脳からハイベータ波が出てしまっているケースもあります。睡眠の質を落とす大きな原因になるので、気を付けなければなりません。

こうした睡眠を改善するためには、たとえ休日であっても、午後三時以降に昼寝をしてはいけません。夜に覚醒してしまうからです。午後三時前に三〇分程度の昼寝をするくらいなら問題はないのですが、どんなに疲れていても、帰宅時の電車のなかで寝こむべきではありません。

それから夜、寝床に入ってからもずっと、スマホをいじっている人が多いのではないでしょうか。しかし、就寝前にスマホやパソコンを使用するのは、脳に悪い影響を与えます。

人間は、その日一日に入ってきた情報を、寝ているあいだに処理します。しかし、就寝前にスマホを扱うと、脳が情報過多の状態のままで眠る。すると脳は睡眠中も激しく働き続けることになり、結果として、ハイベータ波が強く出てしまいます。そのため質の良い睡眠を確保することができません。

また、就寝前のゲームもお勧めできません。帰宅してストレス解消のために少々やるのならかまいませんが、少なくとも床に就く一時間前まではやめるべきでしょう。

ただ、本は寝る直前まで読んでいても問題ありません。ただし、物語にのめり込んで、一時間も二時間も読んでしまってはいけません。数十分以内に留《とど》めておくべきでしょう。

本のジャンルも、推理小説など、ドキドキして興奮するような内容は避けるべきです。
では、寝る直前には何をすべきなのか。シンプルに、リラックスできることをするよう心掛けてください。

たとえば日記を書くことなどは理想的です。日記が認知機能を高めることはすでに述べましたが、一日の出来事を思い出しながらゆったりとした気持ちで書くと、大きなリラックス効果も得られます。

また、気の合う友人と電話で話すことも有効です。一方、いくら仲が良いといっても、職場の仲間と電話するのは避けるべきでしょう。どうしても仕事のことが頭をよぎり、脳からベータ波が強く出てしまうからです。

さらに、静かな音楽を聴いてもリラックスできるでしょう。飲酒も適量なら問題ありません。グラス二杯程度の赤ワインを飲めば、アルファ波が強く出て、リラックス効果があります。

スーパー成分グリシンとは何か

ただ睡眠の質を上げるといっても、多忙な現代人には、なかなかできることではないかもしれません。そこで、睡眠をサポートしてくれる成分を意識して摂取するのはどうでしょうか。

その成分とは、非必須アミノ酸の一種であるグリシン。非必須アミノ酸とは、通常のアミノ酸とは異なり、体内で合成可能なアミノ酸のことです。

このグリシンは脊髄《せきずい》や脳幹に多く存在し、中枢神経で抑制系の神経伝達物質として働きます。またグリシンは、睡眠のリズムを整えてくれる物質でもあります。そのため就寝前にグリシンを摂取すれば、夜中や早朝に目が覚めにくくなり、翌朝起きたときの疲労感も減少します。気分も爽快になることでしょう。

加えてグリシンには抗酸化作用があり、生活習慣病を防ぎ、老化の原因となる活性酸素の生成を抑制してくれます。

そして美肌効果も。湿疹《しっしん》、皮膚炎、口内炎の改善に用いられる医薬品の原料としても活用されています。さらにコレステロール値も下げてくれるというから、毎日摂取しておきたい栄養素です。

ちなみにグリシンを多く含む食品は、牛スジや鶏の軟骨、そして豚足《とんそく》や魚介類全般です。ホタテやエビやカニを食べると、ほんのりと甘味を感じるのではないでしょうか。その甘味の素になっているのがグリシンです。

またセリンやスレオニンといった他のアミノ酸を摂取すると、体内で合成されてグリシンになります。セリンは牛乳や大豆製品、スレオニンは鶏肉や卵などの動物性タンパク質に多く含まれています。

トレーニング中の食事をリスト化

日々の食生活は、集中力にも影響します。言い換えるなら、ひどい食生活を送っている人は脳が衰え、その結果、集中力が低下してしまうのです。ちなみに私のクライアントたちには、トレーニング中に食べたものをすべてリスト化し、提出してもらっています。まず食事で重要なことは、一日に三食しっかり摂《と》ること、そして腹八分目で抑えることです。

集中して仕事をしたいときは、脳に血液を送り活性化させるため、食事を抜いたほうが良いという意見があります。ただ脳の状態を改善させるには、栄養が絶対に必要となります。そして、その栄養は糖から摂取します。よって私は、糖を含む食品をきちんと摂るべきだと考えています。

また、人は食事をすると脳から幸せを感じるホルモンが出てきます。イライラしたら食べて気を紛らわせるというのは、実は自然なことなのです。

普通の人は、食事だけでなく、たとえば仕事で目標を達成したときや趣味を楽しんだときなどに、脳内に幸せホルモンたるドーパミンが放出されます。ところが過食症になると、とことん食べない限り、ドーパミンが出なくなってしまうのです。そして、過食がどんどんひどくなっていく……だからこそ、食事は常に腹八分目を心掛けてください。

もちろん、近年人気の肉体改造ジムのように厳しい食事制限をする必要はありません。食べたいものを我慢してばかりでも、やはり人はストレスを感じるからです。とんカツやラーメンなどカロリーや脂質が高いものも、ときには食べるべきでしょう。その代わり、前後の食事を野菜中心にすれば問題はありません。なるべくストレスがかからないよう、できる範囲で食生活を改善してください。

ついでに甘いものに関しても述べておきます。

糖分は、仕事が一段落したタイミングや、終わったあとに摂取すべきです。なぜなら、糖分は脳を活性化させるのではなく、リラックスさせるから。仕事を完了したご褒美《ほうび》として、楽しみながら摂取してください。

糖質は悪者ではない

ところで最近、糖質制限ダイエットが流行しています。そのせいか、炭水化物を避ける人も増えています。炭水化物とは、ブドウ糖や果糖から構成されているものの総称。体内に吸収されてエネルギーになる糖質と、消化吸収されない食物繊維からなっています。

この炭水化物は、太る原因物質だとされ、まるで悪者のように扱われています。しかし人のエネルギー源となるのは、炭水化物、タンパク質、脂質の三つだけ。そして、摂取してからすぐにエネルギーになるのが、炭水化物に含まれるブドウ糖です。

脳は、このブドウ糖を唯一のエネルギー源にしており、一日一二〇グラムも消費するといわれています。だから糖質が不足すると、脳への栄養が行き届かなくなります。すると途端に判断力が鈍り、注意力が散漫になってしまうのです。

ただ、炭水化物ばかり摂取すると、体重が増えるのは確実。しかし、人にとって大切な栄養素なので、必ず適量食べるようにしてください。ブドウ糖を含む食材というと、白米、パン、パスタ、そば、うどんなどの炭水化物や、バナナやリンゴなどの果物、あるいはハチミツなどが代表的です。

ところで、炭水化物を摂ると眠くなってしまう、あるいは何となく集中力が低下するというイメージはありませんか。その原因は、急激な血糖値の低下です。食事を摂ると、体内に糖を取り込むため、膵臓《すいぞう》からインスリンという物質が大量に分泌されます。すると血糖値が下がっていくのですが、これが眠くなる原因なのです。

夜なら、それでもかまいません。が、ランチを食べたあとに眠くなってしまっては、午後の仕事に支障を来します。血糖値をゆるやかに上げるように工夫すべきでしょう。

その方法には二つあります。

一つ目は、摂取する炭水化物の種類を選ぶこと。一言に炭水化物といっても、種類によって消化のスピードが違います。たとえばパスタは炭水化物のなかでも消化が遅く、そば、フランスパン、うどん、白米、食パンという順で続きます。朝食をパンだけで済ませると、すぐにお腹が空《す》くのは、消化するスピードが速いからなのです。そして、消化が遅い食材ほど、血糖値の上昇も緩やかになります。つまり、食パンや白米よりもパスタのほうが、眠くならずに済むということです。

また、低ＧＩ食品には血糖値を一定に保つ効果があります。低ＧＩ食品とは、玄米や全《ぜん》粒粉《りゅうふん》やライ麦が含まれたパンなどを指します。この低ＧＩ食品は炭水化物を効果的にエネルギーに変えるビタミンB_1を多く含んでいるので、一層の集中力向上が期待できます。眠くなりたくなかったら、意識的に摂るようにしてください。

二つ目は食べる順番です。「ベジタブル・ファースト」が理想だといえましょう。というのも、いきなり白米や肉類から食べると、血糖値は急激に上昇するからです。逆に、食物繊維を含む野菜を先に食べると、血糖値の上昇は緩やかになります。

毎日の食事は、上記のような食べ方を基本にすることが重要です。

居酒屋やコンビニの健康メニュー

とはいっても、社会人は付き合いが多いものです。飲み会や外食の機会も少なくないでしょう。毎日、必ず自宅で健康的な食事を摂るなどということは、まず不可能です。しかし最近は、居酒屋でも野菜のメニューが充実しています。外食のときにもサラダを一品注文するなど、とにかく野菜を意識して摂ってください。

コンビニエンスストアで食品を買うときも同様です。カップラーメン、おにぎり、あるいは弁当だけではなく、サラダ、海藻、キノコなどが入っている商品を追加するのです。最近は、コンビニにも「○○品目の野菜が入った」というような商品をたくさん見かけます。

ちなみに膵臓《すいぞう》の機能が低下していると、血糖値を下げる際、インスリンの分泌がうまくコントロールできなくなります。すると、血糖値が高くなりすぎてしまうのです。

以下の要件に該当する人は、膵臓の機能低下につながりかねないので、十分に気を付けてください。

・ご飯やパンなど炭水化物を多く摂取している
・ジュースやお菓子など糖分の多い食品を多く摂取している
・加工食品を多く摂取している

上記の三つの行為を少し控えるだけで、膵臓は回復し、インスリンの分泌量も正常になるでしょう。

ストレス解消にはＧＡＢＡ

さて、脳に良い影響を与える栄養素の一つに、ＧＡＢＡ（ギャバ）があります。菓子メーカーからＧＡＢＡを含んだチョコレートも発売されています。この栄養素には、ストレスを低減する効果があるのです。

ドーパミンが興奮をもたらす神経伝達物質なのに対し、このＧＡＢＡは、脳内の興奮した神経を鎮《しず》める効果があります。そのため、ＧＡＢＡにはストレス抑制や不眠解消のほか、血圧を下げたり、コレステロールや中性脂肪を抑えたり、脳細胞を活性化させたり、様々な効果があります。

ＧＡＢＡは体内でも作られますが、大きなストレスを抱えていると、その消費量が増加し、途端に不足してしまいます。ですから、仕事が一段落したとき、あるいは仕事が終わったときに、ご褒美として摂取してください。スナック菓子を食べるより、脳にも身体にも優しい物質です。

ちなみに、ＧＡＢＡを摂取できる食材はチョコレートだけではありません。代表的な食材を以下に挙げてみましょう。

・野菜：トマト、ジャガイモ、ナス、カボチャ、キャベツ、ニンジン
・果物：ブドウ、柚子《ゆず》、カキ、ビワ

・その他：じゃこ、ぬか漬け、発芽玄米、キムチ

ぜひ日々の食事に取り入れて、ストレスに打ち克ってください。

チョコレートは脳に効く

また、高カカオチョコレートには脳由来神経栄養因子（ＢＤＮＦ）を増やす可能性があることが確認されています。ＢＤＮＦは脳の神経細胞に役立つタンパク質で、記憶力と認知機能の向上に有効だといわれています。加えて、神経細胞の発生、成長、維持、再生も促してくれる優れものなのです。

このＢＤＮＦは、脳内で記憶を司る「海馬」に多く含まれていますが、加齢とともに減少していきます。ですから、自分で意識して増やすしかありません。チョコレートの摂取が有効というのはうれしい発見です。

ちなみに運動と抗酸化物質もＢＤＮＦを増やします。適度な運動はＢＤＮＦを増やすと同時に、記憶や学習のパフォーマンスを高めてくれるので、一石二鳥といえましょう。

また抗酸化物質とは、ビタミンＡ、Ｃ、Ｅ、コエンザイムＱなどのことで、以下のよう

な食材に多く含まれています。

・ビタミンA：うなぎ、レバー、アン肝、卵黄、ホウレン草、小松菜、ニンジン
・ビタミンC：果物（特に柑橘類《かんきつるい》やイチゴ）、野菜全般、イモ類
・ビタミンE：植物性油脂、ナッツ類、カボチャ
・コエンザイムQ：牛肉、豚肉、イワシ、サバ

さて、脳で働く神経伝達物質には、セロトニンという物質もあります。

このセロトニンは、感情や気分のコントロールを担っています。そのため、これが不足すると、鬱病、不安障害、睡眠障害のほか、攻撃的になったりします。

セロトニンは、人間の体内で、必須アミノ酸トリプトファンから作られます。しかし、このトリプトファンは体内では作れないので、食べ物から摂取しなければなりません。トリプトファンを多く含む食材は、肉類、納豆、アーモンド、乳製品。ビタミンB_6と一緒に摂取すると、より大きな効果を発揮します。

ガムは脳トレになる

ところでガムを噛むのも、ちょっとした脳トレになります。噛むたびに脳から口を動かす指令が届きますが、話をするときと同様、脳に大きなエネルギーを消費させます。だからこそ、脳が鍛えられるのです。

また、噛むという行為はストレス解消の効果もあります。実際、ストレス下に置かれたネズミが咀嚼《そしゃく》運動を行うと、ストレスホルモンの分泌《ぶんぴつ》が抑えられたという実験結果もあります。プロ野球選手が試合中にガムを噛んでいるのも、チャンスやピンチのときにストレスを感じず、伸び伸びとプレーできるからなのです。

最近は、イチョウ葉抽出物《ちゅうしゅつぶつ》配合のガムを売っていますが、このイチョウは約二億五〇〇〇万年前から地球上に存在し、度重なる環境変化にも対応してきた強靭《きょうじん》な植物です。中国では昔から記憶力を回復させたり、呼吸困難を和らげたりするために、イチョウの葉や実を利用してきました。またフランスやドイツでは、末梢《まっしょう》血管障害のほか、記憶障害、鬱病、耳鳴り、めまいなどの治療に使われています。

そんなイチョウの葉を摂取すると、血流を促進してくれます。そして、認知症、高血圧、耳鳴り、神経痛、頻尿《ひんにょう》、冷え性、アレルギーなどの改善に効果が生じるのです。当然、脳や毛細血管の血行を良くする効果もあり、集中力や記憶力アップに直結します。イチョウ葉エキスはサプリメントでも摂取できます。ぜひ、ガムやサプリにトライしてみてください。

情報伝達を支えるグルタミン酸

また、脳を活性化させるのに欠かせないのがグルタミン酸です。これは人の身体を形成する二〇種類のアミノ酸の一つであり、脳内の神経細胞の情報伝達には必須の栄養素です。ちなみに脳の働きを高めるアミノ酸は、チロシン、アルギニン、フェニルアラニン、イソロイシン、グルタミン酸の五種類です。

さてグルタミン酸は、記憶力や集中力の向上に役立ちます。また、ストレスへの抵抗を強化し、アンモニアを体外に排出する手助けをしてくれます。このアンモニアは肝臓で処理され体外に排出されますが、病気で肝臓の働きが低下してしまうと、高アンモニア血症を発症します。それが脳に障害を及ぼすこともあるのです。

さらに、体内からグルタミン酸が減少すると、アルツハイマー型認知症や統合失調症を発症するリスクが高まるとされます。

グルタミン酸を多く含む食品は、海藻、納豆（大豆）、トマト、落花生、アーモンド、魚介類、ゴマ、化学調味料全般です。ただし、グルタミン酸は興奮性の神経物質なので、摂取しすぎると癲癇《てんかん》の原因になるという意見もあります。

とはいえ、深刻に考える必要はありません。適度に摂取する分には、まったく問題ありません。

一日二リットルの水が脳を潤す

ところで、意外と意識している人が少ないのが水の重要性です。

人間の身体は、すべて細胞から成っています。そして、爪にしても髪にしても、細胞は、水がなければ存在できません。成人の脳の場合も、その七割以上は水でできているのです。

そのため、脳の細胞を活性化させるためにも、水がとても大切になります。一日二リットルを目処《めど》に摂取するように心掛けてください。

食事の際や喉が渇いたとき、ジュース、お茶、コーヒー、あるいはお酒などを飲むと思います。しかし、なるべく糖分やカフェインが入っていない飲み物や水を摂取してください。というのも、糖分は血糖値を上げて、脳の働きを鈍化させるからです。また、カフェインには利尿作用があります。だから水を摂取しても、そこにカフェインが含まれていると、水が体外に流れていってしまうのです。

もちろん、気分転換にお茶やコーヒーを飲むとリラックス効果を得られます。また、仕事の付き合いでお酒を飲む機会もあるでしょう。適度な量のお酒なら脳に良い影響を与えます。ただ、お茶やコーヒー、そしてお酒を飲んだときは、必ず水も摂取するようにしてください。体内の水分を減らさないようにするためです。

特に暑い季節はたくさん汗をかき、体内の水分が減少しています。すると血液の濃度が濃くなり、血流の速度が低下し、血液はドロドロの状態に……その結果、血管が詰まりやすくなるのです。夏に脳梗塞《のうこうそく》を発症する場合、このような原因があるからです。

また、暑さで身体が脱水状態になると、体内の電解質（カリウム、カルシウム、マグネシウムなど）のバランスが崩れ、不整脈が起きやすくなります。

脳梗塞の対策は、まずは暑さを避けること。そして、こまめな水分補給が重要になるのです。喉の渇きを感じたときは、すでに遅いくらいです。必ず渇きを感じる前に摂取してください。可能なら電解質を含んだ水、つまりイオン水を摂取しましょう。

高齢になると、温度の感覚や喉の渇きに鈍くなりがちです。加えて汗もかきにくくなります。若いうちから水を飲む習慣を付けておくべきでしょう。

認知機能を高める有酸素運動

また毎日の運動は、酸素をしっかりと脳に送り込むために必要なことです。だからといって激しい運動をする必要はありません。ウォーキングや軽いジョギング、あるいはサイクリングなどの有酸素運動で十分です。

たとえば出勤時、いつもは家から駅までバスに乗っているなら、その距離を歩く。あるいは、帰りに一つ手前の駅で降りて歩くのも良いでしょう。厚生労働省は、一日二〇〜三〇分程度の有酸素運動を推奨しています。その程度なら、毎日できるはずです。

ただ、どうしても仕事が忙しくて、歩く暇すらない時期があるかもしれません。そんなときは、自宅や職場で腹式呼吸をしてください。要は脳に酸素を送り込むことが大切なので、それを腹式呼吸で実行するわけです。

正しい腹式呼吸は、目を閉じて、息を四秒かけて吸い、八秒かけて吐く。これを五分間続けます。息を吐く時間が長くなればなるほど、副交感神経の働きが高まると同時に、アルファ波が発生します。そうしてリラックスすることができるのです。

慣れてきたら、息を吐くのを九秒、一〇秒、一一秒と増やしていってください。長くかけて吐けば吐くほど、吐き切ったときに、無意識に多くの空気を吸おうとします。結果、たくさんの酸素を脳に送り込むことができる。つまり腹式呼吸では、吸うことよりも、吐くことを意識して行うべきなのです。

ちなみに腹式呼吸を行うのは、朝起きたときでも夜寝る前でも、あるいは仕事の合間でも、いつでもかまいません。空いている時間にやれば十分です。また、大事な商談の前など緊張しているときに行えば、アルファ波が強く出て落ち着きます。緊張しがちな人こそ、腹式呼吸を習慣にしてもらいたいと思います。

呼吸が浅いと疲れやすくなる、痩せにくくなる、肩こりが悪化するなどのデメリットが生じます。だからこそ、深く呼吸することを意識してもらいたいのです。

そのためには肺活量を増やすのが得策です。五〇〇ミリリットルの空のペットボトルを用意して、以下のトレーニングを行いましょう。

①ペットボトルの飲み口を、隙間がないように、しっかりとくわえる

②ペットボトルのなかの空気を、ペットボトルが潰れるくらい思い切り吸う
③限界まで吸ったら、今度は思い切り息を吐いて、ペットボトルの形を元に戻す

以上です。これを繰り返せば肺活量がアップします。なお、ペットボトルは商品によって硬いものもあります。最初はなるべく柔らかいペットボトルを選んで行ってください。

通勤中の電車でやるべきこと

通勤時は「これから仕事をするぞ」と自分の気分を高めるため、ベータ波を強く出すべきです。しかし、電車のなかでウトウトしていては、脳からはシータ波が出てしまいます。そんな感じで出社しても、やる気など出るはずがありません。では、適度なベータ波を出すにはどうすべきなのでしょうか。

まず、読書が好きなら本や新聞を読むべきです。というのも、文章を読むときは目を動かします。すると自然にベータ波が出る。こうして電車のなかの読書は脳を活性化するのです。

また、スマホで脳トレや間違い探しのような頭を使うゲームをするのもお勧めです。ゲ

ームによって脳が刺激され、やはりベータ波が出るからです。もちろん、パズルなど脳をフルに使うゲームが理想ですが、シューティングゲームなどでもかまいません。ゲームをしていると、楽しくて興奮する。するとベータ波が出るのです。

では、読書やゲームをしたあと、自分が降りる駅が近づいてきたら、何をすべきか。気楽に「今日はどういうスケジュールで働こうかな」と考えるのが理想的です。真面目《まじめ》に「今日は○○時までにあの仕事を仕上げよう」などと考えすぎたり、手帳に予定を書き込んだりするのではなく、何となくのスケジュールを組み立てるのです。頭のなかで整理さえしておけば、出社してからすぐに仕事に取りかかれるはず。電車内の時間をウォーミングアップの時間と考えるのがポイントです。

逆に、うたた寝したり、人間観察をしたりしてはいけません。ウトウトすると脳からシータ波が発生し、仕事モードになれないからです。また、「目の前の人はスマホで何を見ているのかな」「隣の人はどんな本を読んでいるのかな」「おしゃれな人がいるな」などと人間観察をしていると、それだけ視覚情報が脳に入り、朝の段階で脳が疲れてしまいます。仕事のパフォーマンスを上げるためにも、電車のなかでは、自分の世界に没頭すべきでしょう。

リラックス体操でストレス解消

さて、人はただ生きているだけで、何かとストレスを感じるものです。仕事や人間関係、あるいは家族、その発生源は様々ですが、ストレスを放置していては、脳はどんどん疲れてしまいます。だからといって、温泉やリゾートに行ってゆっくり過ごす時間がない人も多いことでしょう。

では、そんな人はどうすれば良いのか。普段の生活でちょっとストレスを感じたときや、根を詰めて仕事をしたあと、気軽にできるセルフリラックス術を行いましょう。

拳を作って思い切り力を入れ、一〇秒経ったら力を抜くリラックス術は、第一章で紹介しました。実は、似たようなリラックス術が部位ごとにあります。家でも職場でもできるので、ぜひ実践してください。

・肩：両肩を耳に付けるイメージで、腕を思い切り上に上げる。肩の筋肉に力を入れて、一〇秒キープする。
・背中：胸を張るイメージで両肩を後ろに引く。肩甲骨をくっつけるように力を入れて、一〇秒キープする。
・首：臍《へそ》を覗き込むように下を向く。頭を前に倒して力を入れて、一〇秒キープする。
・腰：腹から鳩尾《みぞおち》を思い切り前に突き出す。腰から背中に力を入れて、一〇秒キープする。
・腹：両手を腹に当てる。その手を押し返すように腹筋に力を入れて、一〇秒キープする。
・顔：目をギュッと瞑《つむ》り、口をすぼめる。顔の中心に各パーツを寄せるイメージで顔全体に力を入れて、一〇秒キープする。
・足：両足を前に伸ばして爪先《つまさき》を一直線に伸ばし、一〇秒キープ。一度力を抜いて、再び両足を前に伸ばし、今度は爪先を上に向けて一〇秒キープする。
・全身：腕に力を入れて一〇秒キープ。腕に力を入れたまま、肩を上げる。次に背中、首、顔、腹、足の順に力を入れていき、全体に力が入った状態で一〇秒キープする。
以上です。それぞれ一〇秒間のキープが終わったら、ゆっくり力を抜いていきましょう。その際、筋肉が緩む感覚を意識してください。力を入れてから抜くという運動にはリラックス効果があり、脳からはアルファ波が強く出ます。

ストレスに強い脳を作る方法

またストレスに強い脳を作ることも大切です。その方法として以下の四つを挙げます。

①好きなことに打ち込む

ストレスに強い脳を手に入れるには、感情を司る部位である扁桃体《へんとうたい》に刺激を与えて鍛えるのが得策です。

その際、最も効果的なのは、好きなことに打ち込むこと。週に一度、一時間だけでもいいので、自分のためだけの時間を作ってください。

もちろん、最適なのは心身ともにリフレッシュできる運動なのですが、身体を動かすのがどうしても嫌だったら、とにかく好きなことをやりましょう。音楽鑑賞でもワインテイスティングでも、それだけで扁桃体は刺激され、脳が元気になります。

そう、「好きなことに打ち込んでいる」と実感することこそが、脳の活性化につながるのです。

②季節を感じる

季節の移り変わりを肌で感じることも、ストレス解消につながります。

現代は、冷暖房の普及によって、季節を感じる機会が減りました。デスクワークをしている人になると、外で過ごすのは通勤時だけなどという人もいるのではないでしょうか。

そんな人は、昼休みや仕事のあと、もしくは休日に、なるべく外に出かけ、季節を感じましょう。ストレス解消になるとともに、脳も活性化します。

③愚痴を聞いてもらう

人は些細《ささい》なことで傷ついたり、カッとなったりするものです。その感情を心のなかにしまっておくと、精神的に落ち込んでしまい、結果的に脳の働きも鈍化してしまいます。

そのため嫌なことがあったら、親しい友人や家族に愚痴を聞いてもらうことも必要です。すべて吐き出してスッキリしてください。

④とにかく笑う

特に理由はなくても、笑顔を作るだけで、脳は「なんだか楽しいかもしれない」と感じます。だからこそ、普段から笑って、脳に刺激を与えるべきなのです。

お笑い番組やコメディ映画を見て笑うのも良し、あるいは鏡を見ながら笑顔を作るだけでも良し。それだけで脳はスッキリします。

以上の四つは、どれも簡単にできることばかりです。気楽に続ければ、それだけで脳は元気になります。

理想の脳波を出すために

さて先述の通り、アスリートが競技中に良いパフォーマンスを発揮したり、ビジネスマンが商談やプレゼンを完璧にこなしたりするためには、脳波はローベータ波、つまりゾーンに入った状態になるのが理想です。

ただ人は、普段、脳波計を着けて生活しているわけではないので、どの脳波が強く出ているのかを判断することはできないでしょう。そこで重要になるのは、自分は何をすると、どんな状況になると集中できなくなるか、それをつかむことです。

ただ、いくら生活習慣を改善させるからといって、自分に厳しくしすぎることは勧められません。元メジャーリーガーのイチロー氏は、毎日、食事やトレーニングに厳しいルーティーンを課していることで有名でした。しかし、それを一般人が真似しても、ただストレスになるだけ。実際にクライアントのなかにも、あまりに厳しいノルマを自分に課し、途中で断念してしまった人がいます。

「毎朝起きたら〇〇する」と決めると、体調が悪いときなどには、挫折感とストレスを感じてしまいます。あくまでもプレッシャーがかからない程度に、緩く長く続けてください。挫折感やストレスを感じると、それだけで脳に悪い影響を与えてしまうからです。

たとえば朝五分間だけの腹式呼吸。寝坊した日や二日酔いの日は、朝はやらず、帰宅してから夜にやりましょう。これが習慣化したら、次は一〇分間のウォーキング。でも、雨なら当然のように中止。こんな緩い縛りなら、気楽に続けられるのではないでしょうか。

良い脳波か悪い脳波かは、状況に応じた脳波を出せるかどうかで決まります。それには脳が健康でなければいけません。であるならば、自分の生活習慣を改善して初めて、脳のパフォーマンスを向上させることができるといえましょう。

第五章のポイント

・質の良い睡眠、バランスの良い食事、適度な運動が脳の健康につながる

・一日一～二杯の赤ワインはアルファ波を増やす

おわりに――脳を守る一〇箇条

ＮＦＢのトレーニング法や脳に関する知識を蓄えることは大切ですが、それはきちんとした生活を送って初めて役立つ知識です。たとえばアメリカのアルツハイマー協会は、「脳を守る一〇箇条」を提唱しています。その内容は当たり前のことのようで、多くの人が実現できないことばかり。そこで最後に、この一〇箇条を参考に、私の考えを述べ、本書を締めたいと思います。

①脳を大切に

何かを考えるのも、身体を動かすのも、すべては脳が正常に働いていなければできません。それには普段から脳を意識して使い、活性化させることが大切です。

②心臓と血管の病気を予防

心臓病、脳卒中、高血圧、糖尿病などを発症すると、脳に大きなダメージを与えます。こうした病気にならないよう、適度な運動を行い、暴飲暴食は避けて、野菜や青魚をきちんと摂取するように心掛けてください。

③自分の状態を知る

普段、何気《なにげ》なく生活していると、自分の脳はもちろん、身体のことを意識したりすることは少ないでしょう。自分の血圧、血糖値、コレステロール値を即答できる人は少ないし、今朝の体重を知らない人も多いはずです。自分の身体の状態を常につかんでいることは、脳の健康を保つためにも必要な習慣です。

④脳に栄養を与えよう

人はエネルギーを作る際、毒性の強い活性酸素を産出します。抗酸化システムが体内でその毒素を抑え込むのですが、脳や身体が疲労すると、それができなくなります。そのときに必要となるのが、抗酸化作用のあるビタミンCやビタミンE。この二つの栄養素は毎日、積極的に摂取してもらいたいと思います。野菜ならモロヘイヤやニンジン、あるいはナッツや果物全般に多く含まれています。

⑤適度な運動を

健康対策にも運動は大切ですが、何より運動は認知症予防に有効。運動は、ストレスを軽減するほか、鬱病やADHDなどにも良い影響を与えます。激しい運動をする必要はありません。無理のない程度に、散歩、ジョギング、サイクリングなどをすれば十分です。

⑥脳に刺激を

脳を活性化させるには、好奇心を持って新しいことにチャレンジするのが一番。ワクワクするような機会を増やすよう努めてください。また、第三章で紹介した脳トレで、普段から脳を鍛えましょう。

⑦人と会話する

人と会って会話すると、脳はどんどん活性化します。話を聞いたり、相手を理解したり、話を合わせたり……会話は様々な認知機能を使うのです。特に初対面の人と話すと、大きな効果を得られます。

⑧脳と頭をガード

頭に衝撃を受けると、脳はダメージを受けます。自転車に乗るときはヘルメットをかぶるなど、なるべく頭をガードしてください。アメリカンフットボールやボクシング、あるいは交通事故などで頭に衝撃を受けると、認知機能が低下し、さらに運動障害が生じることが明らかになっています。

⑨禁煙と節酒の励行

脳にダメージを与えることの代表といえば喫煙です。喫煙すると脳血管が狭くなり、病気になる可能性も増加します。お酒の飲みすぎにも注意してください。

⑩前向きに楽しく

ストレスは脳の大敵。ネガティブな思考ばかりしていると、それだけで脳はストレスを感じてしまいます。物事をポジティブに捉えるようにしてください。

以上の一〇箇条に難しいことは一つもありません。自分の心掛け一つで脳は元気になります。ぜひ日ごろから脳のことを考え、「健康脳」を手に入れてください。

最後に、本書を手に取ってくださったすべての方の仕事や私生活が改善することを願い、筆を擱《お》きたいと思います。

二〇二〇年一月

林《はやし》　愛理《あいり》

林 愛理

神奈川県に生まれる。日本脳波トレーニング協会理事長。心理カウンセラー、メディカルアロマ健康管理士、アスリートフードマイスター。大学で心理学を学んだあと、国内外でニューロフィードバック（NFB）の研修を重ね、2015年に脳波トレーニング施設「NFBスタジオ横浜」を設立し代表に就任。ビジネスやスポーツの分野におけるパフォーマンス向上や、幼児の能力開発、認知症予防などを対象に、「脳を変えることで生活の質を向上させる」トレーニングを実施している。スキージャンプの小林陵侑選手もNFBメソッドでトレーニングし、その成果がワールドカップ2018-19年間チャンピオンとして結実する。

講談社＋α新書 807-1 B

6《むっ》つの脳波《のうは》を自在《じざい》に操《あやつ》るNFB《エヌエフビー》メソッド

たった1年で世界イチになるメンタル・トレーニング

林《はやし》 愛理《あいり》 ©Airi Hayashi 2020

2020年1月20日第1刷発行

発行者―――― 渡瀬昌彦

発行所―――― 株式会社 講談社

東京都文京区音羽2-12-21 〒112-8001

電話 編集(03)5395-3522

販売(03)5395-4415

業務(03)5395-3615

カバー写真―――― 株式会社土屋ホーム

デザイン―――― 鈴木成一デザイン室

カバー印刷―――― 共同印刷株式会社

印刷―――― 株式会社新藤慶昌堂

製本―――― 牧製本印刷株式会社

本文組版―――― 朝日メディアインターナショナル株式会社

定価はカバーに表示してあります。

落丁本・乱丁本は購入書店名を明記のうえ、小社業務あてにお送りください。

送料は小社負担にてお取り替えします。

なお、この本の内容についてのお問い合わせは第一事業局企画部「＋α新書」あてにお願いいたします。

Printed in Japan

ISBN978-4-06-517078-6